AF850879

Online-Material auf psychotherapie.tools

Mit dem untenstehenden Freischalt-Code erhalten Sie die digitalen Arbeitsmaterialien aus diesem Buch. Hierfür ist eine Registrierung auf psychotherapie.tools notwendig:

1. psychotherapie.tools/online-material öffnen.
2. Freischalt-Code eingeben.
3. Auf »Freischalt-Code einlösen« klicken. Der Code ist einmal gültig.
4. Im Warenkorb auf »Credits einlösen« klicken und Vorgang nach Login abschließen.
5. Arbeitsmaterialien nutzen.

Die Arbeitsmaterialien stehen Ihnen in Ihrem Kundenkonto unter »Mein Material« dauerhaft zur Verfügung. Sie sind für Ihren persönlichen Gebrauch bestimmt.
Als Institution mit mehreren Nutzer:innen wenden Sie sich bitte an vertrieb-psychotherapie.tools@beltz.de

W8USP5ER27

Stierle

Compassion Focused Therapy in der Praxis

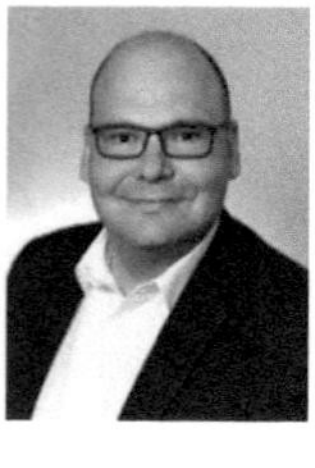

Prof. Dr. Christian Stierle ist Psychologischer Psychotherapeut und Supervisor für Verhaltenstherapie. Er ist Professor für Klinische Psychologie an der Fresenius Hochschule in Hamburg. Parallel arbeitet er als Psychotherapeut und Supervisor und bietet u. a. Therapiegruppen zur Compassion Focused Therapy an. Christian Stierle hat in Marburg Psychologie studiert und in Braunschweig und Göttingen seine psychotherapeutische Ausbildung absolviert. Er promovierte zur Therapie der Körperdysmorphen Störung. Er wurde bei Paul Gilbert und Chris Irons in Compassion Focused Therapy trainiert und gibt regelmäßig Workshops und Vorträge zur Compassion Focused Therapy.

Christian Stierle

Compassion Focused Therapy in der Praxis

Mit Online-Material

2., neu ausgestattete Auflage

BELTZ

Prof. Dr. Christian Stierle
Hochschule Fresenius
Psychology School
Alte Rabenstr. 1
20148 Hamburg

FSC www.fsc.org MIX Papier | Fördert gute Waldnutzung FSC® C089473

Dieses Buch ist erhältlich als:
ISBN 978-3-621-29374-7 Print
ISBN 978-3-621-29375-4 E-Book (PDF)

2., neu ausgestattete Auflage 2025

Verlagsgruppe Beltz
Werderstraße 10, 69469 Weinheim
service@beltz.de

Lektorat: Andrea Glomb
Umschlagbild: getty images: Kar-Tr (1306277763)
Herstellung: Victoria Larson
Satz: WMTP Wendt-Media Text-Processing GmbH
Druck und Bindung: Beltz Grafische Betriebe, Bad Langensalza
Beltz Grafische Betriebe ist ein Unternehmen mit finanziellem Klimabeitrag (ID 15985-2104-1001).
Printed in Germany

Weitere Informationen zu unseren Autor_innen und Titeln finden Sie unter: www.beltz.de

Inhaltsübersicht

Inhalt

Vorwort

Die Compassion Focused Therapy hat in den letzten Jahren zunehmend Aufmerksamkeit und Interesse auf sich gezogen. Der besondere Wert zeigt sich dabei vor allem in der Arbeit mit Patientinnen und Patienten, die große Schwierigkeiten haben, sich und anderen mit Wohlwollen und Güte zu begegnen, da Mitgefühl das Potenzial birgt, weiterführende psychotherapeutische Prozesse überhaupt erst zu bahnen.

In den Workshops und den Trainings, die ich in den letzten Jahren zur Compassion Focused Therapy geben durfte, konnte ich mich mit vielen unterschiedlichen Menschen verschiedener therapeutischer Ausrichtungen zu Facetten von Mitgefühl und deren Bedeutung austauschen, was ich als großes Privileg empfinde. Daneben ist die therapeutische Arbeit mit Patientinnen und Patienten insbesondere in den ambulanten Compassion-Focused-Therapy-Gruppen enorm spannend und lehrreich für mich gewesen. Hier habe ich viel darüber erfahren, wie man die Compassion Focused Therapy didaktisch vermitteln kann und welche Techniken besonderes hilfreich sind.

Dieses Buch entstand größtenteils während der schwierigen Zeit der Corona-Pandemie und war für mich dadurch eine stete Orientierung während intensivem Angst-, Unsicherheits- und Bedrohungserleben, mich immer wieder dem Thema Mitgefühl zuwenden zu können. Krisenzeiten verlangen alles von den Menschen ab und es fällt schwer, seine »beste Version« dabei zu sein. Oft scheint dies in diesen Tagen deutlich zu werden. Die Gefahr, sich in schwierigen Zeiten von anderen abzuwenden und Verständnis für und Kontakt mit anderen Menschen, die nicht eigene Werte und Meinungen teilen, zu verlieren, ist enorm groß. Die Konsequenzen, die sich daraus ergeben, sind mannigfaltig und verbauen vielen Menschen das, was sie suchen: Sicherheit und zwischenmenschliche Verbundenheit.

Mein Kontakt zur Compassion Focused Therapy ergab sich vor allem aus der stationären Arbeit mit Menschen, die unter schweren Zwangsstörungen und besonders Körperdysmorpher Störung litten. In der Arbeit mit diesen Menschen, die oft enorm von Perfektionismus, höchsten Ansprüchen an sich selbst und entwertender Selbstkritik geprägt waren und die oft bestrafendes und gnadenloses Verhalten gegenüber sich und teils anderen zeigten, wurden die unbeabsichtigten Intentionen und Konsequenzen deutlich. Fehlendes Mitgefühl macht krank und führt zum Abbruch von Verbundenheit mit anderen. Im Rahmen der therapeutischen Arbeit wurde ferner deutlich, dass es uns als Behandlungsteam mit manchen dieser Patientinnen und Patienten schwerer fiel, therapeutische Fortschritte und Besserung zu erzielen. In unserem klassischen verhaltenstherapeutischen Repertoire fehlten uns Ansätze, wie wir mit diesen Menschen Grundfundamente für Veränderung von Verhalten, Denk- und Erlebensmuster entwickeln konnten. Es wurde klar, dass etwas therapeutisch fehlte. In England gab es durch Paul Gilbert und Kollegen damals bereits weitreichende Erfahrungen mit der Integration der Compassion Focused Therapy in die Behandlung verschiedener Erkrankungsbilder, die mit hoher Selbstkritik und Perfektionismus verbunden waren.

Im Rahmen eines Forschungsstipendiums – eingerichtet zu Ehren von Prof. Dr. Manfred Fichter – hatte ich die Gelegenheit, für mehrere Monate in London mit dem Team von David Veale am Maudsley Hospital und Bethlem Royal Hospital zu arbeiten und zu forschen. Dort wurde die Compassion Focused Therapy bereits in der Standardversorgung von spezifischen Gruppen im Bereich der Zwangsstörungen und verwandten Störungen angewendet. Die Art der Integration der Compassion Focused Therapy in den therapeutischen Alltag und die gelebte Kultur des Mitgefühls als Basis für angestrebte Veränderungsprozesse hatte mich direkt überzeugt. Seitdem bildet die Compassion Focused Therapy einen wichtigen Grundpfeiler meiner Arbeit und für den Umgang mit vielen therapeutischen und alltäglichen Situationen.

Danksagung. Ich bin sehr dankbar für die Unterstützung, die ich bei der Erstellung dieses Buch erhalten habe. Zunächst geht mein Dank an Paul Gilbert, der mich stets auf meinem Weg in die Compassion Focused Therapy im Rahmen von Seminaren und Gesprächen unterstützt hat und von dem ich unsagbar viel gelernt habe. Ebenso geht mein Dank an die weiteren Kolleginnen und Kollegen der Compassionate Mind Foundation. Das Forschungsstipendium der Schön-Klinik hat mir den Kontakt zu diesem spannenden Therapieansatz erst möglich gemacht. Die Arbeit mit meinen Patientinnen und Patienten und das von ihnen entgegengebrachte Vertrauen und ihre Offenheit sind für mich ein großes Geschenk. Mein Dank geht an den Beltz-Verlag, sich der Compassion Focused Therapy anzunehmen und insbesondere an meine Lektorin Andrea Glomb, die mich mit viel Nachsicht und Freundlichkeit durch für mich unbekannte Gewässer navigiert hat.

Der größte Dank geht von Herzen an meine Familie, die mir ein steter, sicherer Hafen und die mein größtes Glück ist.

Hinweise. In den Kapiteln wird das grammatikalische Geschlecht abwechselnd verwendet, sodass Patientinnen und Patienten mal auf Therapeuten und mal auf Therapeutinnen treffen. Alle, die ihre Geschlechtsidentität nicht diesen binären Kategorien zuordnen, sind ausdrücklich mit angesprochen.

Viele Übungen sind so formuliert, wie der Therapeut bzw. die Therapeutin sie den Patientinnen und Patienten direkt anleiten könnte. Um diese Stellen des therapeutischen »Wordings« besonders deutlich zu machen, ist an den entsprechenden Stellen folgendes Icon in der Randspalte zu sehen: 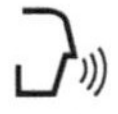

Ich hoffe, dass Ihnen dieses Buch einen guten Einblick in die Compassion Focused Therapy geben wird und Ihnen Lust macht, diese in Ihrer praktischen Arbeit und auch für sich selbst einzusetzen.

Bad Bramstedt, im November 2021 *Christian Stierle*

I Grundlagen

1 Compassion Focused Therapy: Ursprung und Grundlagen

Wichtig • Vorbemerkung

Dieses Buch beginnt mit einer Übersetzungsherausforderung. Der Begriff *Compassion*, wie er von Forschern und Praktikern der Compassion Focused Therapy im englischsprachigen Raum genutzt wird, existiert in dieser Form nicht in der deutschen Sprache. Compassion definiert sich als »a sensitivity to suffering of self and others and a commitment to try to alleviate and prevent it«. Im Deutschen stehen uns hierfür Begriffe wie Mitgefühl und ggf. Mitleid zur Verfügung, die den kognitiv-emotionalen Aspekt des Konzeptes *Compassion* darstellen, die aber insbesondere die Handlungs- und Veränderungsorientierung dieses Konzeptes nur unzureichend abdecken. Es fehlt sozusagen die *passion*. Dies führt aus meiner Erfahrung immer wieder zu Schwierigkeiten und Unschärfe in der Arbeit mit der CFT im deutschsprachigen Raum, daher ist es mir wichtig, diesen Punkt direkt zu Anfang zu thematisieren.

Die Compassion Focused Therapy ist eine stark handlungsorientierte Therapierichtung, die einen ihrer Schwerpunkte auf die konkrete Veränderung von emotionalen, kognitiven und behavioralen Prozessen richtet.

1.1 Anerkennung von Leiden als Grundlage der Compassion Focused Therapy

Viele Menschen berichten, dass eine ihrer größten Ängste ist, zu leiden. Hier offenbart sich eine manifeste Angst davor, Leid körperlich und oder psychisch ertragen zu müssen. Für diese Menschen ist es daher von hoher Bedeutsamkeit, dieses Leid möglichst komplett zu vermeiden. Für sie ist ein gutes und erfülltes Leben eines, das frei von Leid ist. Gleichzeitig sieht die Lebensrealität für etliche Personen drastisch anders aus:

- Allein in Deutschland erkranken jährlich ca. 500.000 Menschen an Krebs (www.krebs informationsdienst.de).
- Etwa 3 Millionen Menschen in Deutschland leiden unter einer koronaren Herzerkrankung (BMBF, 2021). 2019 starben 331.221 Menschen an Herz-Kreislauf-Erkrankungen (Statista, 2021).
- Psychische Erkrankungen weisen in Deutschland eine 12-Monats-Prävalenz von 27,7 % auf (Jacobi et al., 2014).

Selbstreflexion • Das eigene Leid in den Blick nehmen

Nehmen Sie sich einen kurzen Moment Zeit, um zu reflektieren: Wahrscheinlich haben auch Sie aktuell Momente und Facetten in Ihrem Leben, die Ihnen Leid verursachen. Was erzeugt aktuell Ihr größtes Leid?

Wir alle haben schon viel Leid in unserem Leben erlebt und werden diesem auch in Zukunft nicht aus dem Weg gehen können. Unsere Lebensrealität ist geprägt von Krankheit, Schmerz, Verlust und letztlich Tod. So sehen wir uns im Verlauf unseres Lebens zunehmend mit unserer eigenen Vergänglichkeit schmerzlich konfrontiert. Die dadurch evozierten Ängste machen uns anfällig für die kollektive Illusion von Kontrolle, die sich manifestiert in Lifestyle-Begriffen wie »Anti-Aging«, »Best Ager« oder »Selbstoptimierung«. Dies erschwert und behindert im Sinne eines Vermeidungsverhaltens eine konstruktive Auseinandersetzung mit der eigenen Versehrbarkeit und Begrenztheit.

Leid hat unterschiedliche Gesichter

Vielleicht erinnern Sie sich …

- … an das erste Mal, als Sie nach einem langen Tag am Schreibtisch Rückenschmerzen hatten?
- … oder als Ihnen auffiel, dass Ihre Kopfhaare mehr und mehr ausfallen und Sie langsam eine Glatze bekommen?
- … als Sie erstmals feststellten, dass Ihre Oberarme nicht mehr so fest und durchtrainiert sind, sondern anfangen, hin und her zu wackeln?
- … dass Ihnen zum ersten Mal die Umstellung auf ein neues Software- oder Betriebssystem nicht mehr so leichtfiel wie bisher?

Dies alles sind Erfahrungen, die wir früher oder später machen und die uns (meist moderates) Leid verursachen. Abnehmende Leistungsfähigkeit und Attraktivität beschäftigen auch viele Menschen, die uns z. B. im psychotherapeutischen Kontext begegnen. Tatsächlich begegnet uns Leiden häufig sehr früh in unserem Leben. Vielleicht erinnern Sie sich noch an Momente des Leids, als Sie als Kind nicht zu einer Geburtstagsparty eingeladen wurden, beim Fußball als einer der letzten in die Mannschaft gewählt wurden oder Ihre Zuneigung von Ihrer »ersten großen Liebe« nicht erwidert wurde? Soziale Zurückweisungserfahrungen sind eine stetige Quelle von Selbstzweifeln, Insuffizienzgefühlen und Leid.

Leiden als universelle Erfahrung
Leiden ist also eine grundlegende universelle Erfahrung, die uns über unsere gesamte Lebensspanne begleitet. Dies ist aus Sicht der Compassion Focused Therapy eine unumstößliche Realität, derer wir uns zuwenden müssen.

Wichtig

Bei der Compassion Focused Therapy handelt es sich um eine Therapierichtung, die in einem ersten Schritt die Sensibilität und Anerkennung für Leid fokussiert.

Die Anerkennung der Universalität von Leiden ist ein elementarer Schritt, um sich in der Folge dessen Reduktion und Verhinderung zuwenden zu können.

Selbstreflexion • Ihr eigener Umgang mit Leid

Nehmen Sie sich einen kurzen Moment, um innezuhalten: Wie halten Sie es aktuell mit dem Thema Leid und Leiden in Ihrem Leben? Wie ist Ihre Einstellung dazu? Wie versuchen Sie bislang damit umzugehen?

1.2 Mitgefühl und Selbstmitgefühl

Mitgefühl, mitfühlende Haltungen und insbesondere Mitgefühl gegenüber der eigenen Person (sog. Selbstmitgefühl) hat in den letzten Jahren in der wissenschaftlichen Literatur und unter vielen Praktikern in verschiedensten Arbeitskontexten zunehmend an Aufmerksamkeit gewonnen. So finden sich immer mehr wissenschaftliche Übersichtsstudien, welche die positiven Auswirkungen von Mitgefühl auf eine Vielzahl von Gesundheitsparametern betonen.

Studien • Mitgefühl und die Wirkung in der Therapie

Zessin et al. (2015) konnten über 79 Studien hinweg einen positiven Zusammenhang von r =.47 zwischen Self-Compassion und Wohlbefinden aufzeigen. In einer Metaanalyse fand Kirby (2017) in 21 RCT-Studien Zusammenhänge von Selbstmitgefühl mit zahlreichen Outcome-Variablen wie Stresserleben und ebenfalls Wohlbefinden. Auch die Untersuchung von Wilson et al. (2019), die insgesamt 22 Studien einschloss, zeigte mittlere Effekte selbstmitgefühlsbasierter Therapien auf die Variablen Selbstmitgefühl, Depressivität und Ängstlichkeit, die jedoch anderen aktiven Therapie-Kontrollgruppen nicht überlegen waren. Austin et al. (2021) untersuchten die aktuelle Studienlage zu mitgefühlsbasierten Interventionen bei chronischen körperlichen Problemen. Insbesondere Krebserkrankungen oder chronische

Schmerzsyndrome fanden hier Einzug. Insgesamt kommen die Autoren zu dem Ergebnis, dass, obwohl sich das Forschungsfeld noch in seinen Anfängen befindet, es vielversprechende Hinweise auf die Wirksamkeit mitgefühlsbasierter Interventionen gibt, insbesondere Veränderungen in den Bereichen Depressivität und Ängstlichkeit.

Diese Ergebnisse decken sich mit der Einschätzung von Craig et al. (2020), die die Compassion Focused Therapy ebenfalls als eine vielversprechende therapeutische Ergänzung insbesondere für teilweise schwer zu behandelnde Erkrankungsbilder wie Essstörungen, Persönlichkeitsstörungen oder für Patienten in forensischen Settings sehen. Craig et al. betonen, dass die aktuelle Evidenzlage für gruppentherapeutische Interventionen mit mindestens 12 Therapieeinheiten am höchsten ist und einzeltherapeutische Settings bislang weniger gut untersucht sind.

Neben dem zunehmenden Interesse von vielen Praktikern findet sich also auch eine deutlich verstärkte wissenschaftliche Aktivität rund um die Compassion Focused Therapy und die Beforschung von Mitgefühl allgemein. Die aktuelle Forschungslage deutet dabei immer wieder auf das große Potenzial mitgefühlsbasierter Therapieformen hin.

1.3 Ursprung und Hintergrund der Compassion Focused Therapy

1.3.1 Entstehung

Die Compassion Focused Therapy geht auf Prof. Paul Gilbert zurück (Gilbert, 2013). Gilbert war über Jahrzehnte Professor für Klinische Psychologie an der University of Derby in Mittelengland. In seiner psychologisch-psychotherapeutischen Tätigkeit, die zunächst stark an den Lehren Carl Gustav Jungs orientiert war und sich später stärker an der Kognitiven Verhaltenstherapie orientierte, fokussierte er sich früh auf die Behandlung von depressiven Erkrankungen. Während seiner therapeutischen Tätigkeit wurden für Gilbert massive Schwierigkeiten von Patienten in der Entwicklung, Annahme und Umsetzung hilfreicher, wohlwollender Motive, Kognitionen und Handlungen deutlich, obwohl eine grundlegende Motivation, die eigene Krankheitssituation zu verändern, durchaus vorhanden war. Prozesse der (entwertenden) Selbstkritik, Scham- und Schulderleben sowie mangelnde Fähigkeiten, stützende Beziehungen zu anderen Menschen aufzubauen und zu gestalten, spielen hier eine zentrale Rolle.

1.3.2 Theoretische Grundlagen der Compassion Focused Therapy (CFT)

Die Compassion Focused Therapy fußt auf einer evolutionspsychologisch-biopsychosozialen Störungstheorie. Die Annahme, dass langfristige evolutionäre Entwicklungen einen maßgeblichen Einfluss auf unser psychosoziales Funktionieren als soziale Spezies haben, ist für die CFT zentral. So sind Menschen durch eine multigenerationale Sorge charakterisiert, insbesondere Fürsorge für den Nachwuchs und Kooperationsverhalten in Gruppenkontexten und Identifikation mit bestimmten Gruppierungen, z. B. Organisationen und Vereinen.

Mittlerweile gibt es zahlreiche empirische Belege für die wissenschaftlichen Grundlagen der Compassion Focused Therapy. Hier zeigt sich ein schulen- und disziplinübergreifender Ansatz mit Integration

- psychodynamischer,
- kognitiv-behavioraler,
- evolutionspsychologischer Konzepte sowie
- Einflüssen aus der buddhistischen Psychologie.

Dabei ist die CFT als eine dynamische, also sich verändernde und entwickelnde Therapierichtung zu verstehen, die versucht, neue wissenschaftliche Erkenntnisse zu berücksichtigen und in das Verständnis von Mitgefühl und (zwischen-)menschlichem Handeln und Erleben mit einzubauen.

Viele Aspekte und Techniken finden sich in verwandten psychotherapeutischen Verfahren und Methoden wieder. So werden sich Verhaltenstherapeutinnen mit Methoden wie dem Geleiteten Entdecken, dem Sokratischen Dialog oder anderen kognitiven Disputationstechniken ebenso wie mit Verhaltensexperimenten und Expositionsübungen sehr vertraut fühlen. Tiefenpsychologen werden die Bindungstheorien von Bowlby sowie die Konzepte zur Mentalisierung bereits tagtäglich in ihrer Praxis einbinden und gegebenfalls auch körper- und soziodramaorientierte Methoden benutzen. Dies alles sind Methoden, die auch in der CFT zum Einsatz kommen und eine Brücke zu anderen Verfahren schlagen. Gleichsam lassen sich ein paar zentrale Unterschiede respektive Einzigartigkeiten der CFT gegenüber den anderen Verfahren herausstellen.

Wichtig

Charakterisierend für die CFT sind u. a.:

- Fokus auf Psychoedukation zur Bedeutung evolutionärer Prozesse für das eigene Leid zur Förderung des Erlebens von menschlicher Verbundenheit im Leid
- Psychoedukation zum »Tricky-Brain«-Paradigma
- 3-Kreise-Modell zur Affekt-Regulation
- Arbeit an mitfühlenden Motiven, Intentionen und Kompetenzen unter der Verwendung von meditativen, imaginativen, kognitiven und behavioralen Techniken
- Arbeit mit entwertender Selbstkritik und »selbstbewussten« Emotionen wie Scham, Schuld und Neid
- Arbeit an Ängsten, Blockaden und Widerständen in der Entwicklung von Mitgefühl und anderen positiven Emotionen

Die CFT legt nahezu in jeder Übung einen gezielten Fokus auf die bewusste Entwicklung von Mitgefühl und ist damit stark intentional, was sie z. B. von ausschließlich achtsamkeitsbasierten Ansätzen abgrenzt.

Die Ausbildung der gezielten Intention in Kombination mit der Anerkennung der Lebensrealität als schwierig und oft schmerzhaft bedarf dabei den vollen Einsatz vorhandener Ressourcen wie Weisheit, Stärke und Commitment. Sich dem eigenen Leid und dem anderer Menschen gezielt zuzuwenden, erfordert viel Mut. Russell Kolts, ein amerikanischer Psychotherapeut und Mitgefühlsforscher, nennt *Compassion* daher auch eine *true strength* (»wahre Stärke«, Kolts, 2017). Besonders wenn man mit Menschen, die (z. B. durch Straftaten) anderen Menschen viel Leid zugefügt haben, therapeutisch arbeitet und versucht, die Ursachen und Entstehungsbedingungen des Leids der Täter und damit auch mögliche Hintergründe für die Taten zu erarbeiten, wie z. T. im forensisch-psychotherapeutischen Setting, braucht dies viel Mut und Stärke von den Betroffenen.

1.3.3 Gängige Vorurteile gegenüber Mitgefühlsarbeit

Mitgefühl ist eine tiefe innere Stärke. Daher ist es in der therapeutischen Arbeit mit Menschen immer wieder von großer Bedeutung, den Stellenwert von Mitgefühl herauszuarbeiten und gängige Vorurteile gegenüber Mitgefühl auszuräumen (nach Diedrich, 2016). Die häufigsten sind im Folgenden aufgeführt.

Vorurteil 1: Mitgefühl ist nur für Buddhisten und Esoteriker
Die besondere Bedeutung des Themas Mitgefühl im Buddhismus führt immer wieder dazu, dass auch die CFT stark mit spirituellen und religiösen Praktiken in Verbindung gebracht wird. Jedoch stützt sich die aktuelle CFT vor allem auf evolutionspsychologische Erkenntnisse und Theorien. Es bedarf daher keiner expliziten Religiosität oder Spiritualität, um von der CFT profitieren zu können. Vielmehr wird die universelle Bedeutung von Mitgefühl unabhängig von Glaubenssystemen und Weltanschauungen betont.

Vorurteil 2: Mitgefühl ist etwas für Schwächlinge
Wie bereits erwähnt, bedarf die bewusste Konfrontation mit Leid und die gezielte Entwicklung von Strategien und Verantwortungsübernahme, um Leid zu lindern und zu verhindern, Fokus, Commitment, Mut und Stärke. Auch Mitgefühl für andere kann sich mitunter durch mutige und klare Handlungen auszeichnen (z. B. Freunden bei Fehlverhalten klare Grenzen aufzeigen, um dadurch dauerhaft Leid zu lindern).

Vorurteil 3: Mitgefühl ist nur etwas für Narzissten
Häufig wird Mitgefühl mit Selbstverliebtheit oder Narzissmus in Verbindung gebracht (Germer, 2013). Jedoch zielt der Fokus bei Mitgefühl nicht primär auf eine Selbstwerterhöhung und betont neben Mitgefühl für sich selbst auch in gleich wichtigem Maße das Mitgefühl für andere, was eine Dezentrierung von der eigenen Person und Mentalisierungsprozesse in die Erlebenswelt der anderen voraussetzt. Ferner anerkennt Mitgefühl eigene Stärken und Schwächen und ist im Sinne des Ziels der Verringerung von Leid stets veränderungsorientiert.

Vorurteil 4: Mitgefühl ist purer Luxus
Häufig wird Mitgefühl mit Selbstfürsorge und Wellness-Aspekten, sich vor allem zu schonen und sich Gutes zu tun, verbunden. Dies ist ein fundamentales Missverständnis. Mitgefühl im Sinne der Compassion Focused Therapy bedeutet nicht, jegliche Fehler und Veränderungsbedarfe zu ignorieren und gutzuheißen. Vielmehr bedeutet es, sich nicht für Fehler zu entwerten und die Verantwortung zu übernehmen, Situationen zukünftig anders zu gestalten und somit die »beste Version« seiner selbst zu werden.

1.3.4 Ziele und Prozesse der Compassion Focused Therapy (CFT)

Die CFT hat zum Ziel, Menschen dabei zu unterstützen, Mitgefühl für sich und andere Menschen zu kultivieren, um so mit den schwierigen Herausforderungen des Lebens und dem damit verbundenen Leid einen konstruktiven und mildernden Umgang zu finden.

Dafür ist zunächst ein ausführliches Wissen rund um die Grundlagen von Mitgefühl und dessen Beeinflussung durch evolutionäre Prozesse, zwischenmenschliche Lern- und Bindungserfahrungen sowie die Struktur und die Prozesse unseres »Tricky Brains« notwendig zu kennen, um dann auf dieser Basis Mitgefühl in seinen verschiedenen Facetten zu entwickeln und zu trainieren.

Die Compassion Focused Therapy kann dabei in zwei zentrale Prozesse unterteilt werden:

- den Prozess der Psychoedukation und Fallkonzeption und
- den des »Compassionate Mind Trainings«, in dem Mitgefühl gezielt trainiert wird.

In den folgenden Kapiteln werden diese beiden Prozesse näher erläutert und deren klinisch-psychotherapeutische Anwendung fokussiert.

2 Therapeutische Beziehung und Rollen in der Compassion Focused Therapy

Der therapeutischen Beziehung kommt in der Psychotherapie ein zentraler Stellenwert zu und es finden sich immer wieder Belege dafür, dass es sich dabei um einen der zentralen Wirkfaktoren von Psychotherapie handelt (z. B. Lambert & Barley, 2001; Saxon et al., 2017). Dabei ist empirisch noch nicht gänzlich geklärt, welche Aspekte der therapeutischen Beziehung hier die zentrale Wirkung erzielen bzw. auf Basis welcher Wirkmechanismen die therapeutische Beziehung wirkt (vgl. z. B. Gilbert, 2022). Neben der Erkenntnis, dass die therapeutische Beziehung ein Fundament für die Patientinnen und deren Arbeit und Veränderungen an Kognitionen und Verhalten darstellt (trait-like-component approach; Zilcha-Mano, 2017), gibt es die Annahme, dass vor allem die Interaktion zwischen Patient und Therapeut der zentrale Wirkmechanismus ist (state-like-component approach, Zilcha-Mano, 2017).

Man kann sagen, dass die Compassion Focused Therapy versucht, mit beiden Mechanismen zu arbeiten. Dabei ist grundsätzlich wichtig, dass das Tempo der Interaktion und des therapeutischen Vorgehens in der Compassion Focused Therapy bewusst entschleunigt werden sollte. Dies soll Raum für achtsames Wahrnehmen und Reflektieren ermöglichen. Die therapeutische Beziehung ist für viele Patientinnen neu und zunächst ungewohnt. Viele haben bislang kaum Erfahrungen von Interesse, Zugewandtheit, Validierung und Mitgefühl gemacht. Die psychotherapeutische Beziehung fungiert hier im besten Fall als ein »sicherer Hafen«, der ein vertrauensvolles Fundament für die weiteren Prozesse der Psychotherapie bildet.

Dies stellt verschiedene Anforderungen an die Psychotherapeutin. Russell Kolts (2017) beschreibt die verschiedenen Rollen, die von einer Compassion-Focused-Therapy-Therapeutin gefordert werden. Diese werden im Folgenden erläutert.

Lehrerin für Psychoedukation und Therapie-Modell

Eine grundlegende Idee der Compassion Focused Therapy ist, dass die Vermittlung von Wissen rund um die evolutionären Einflüsse auf unser Denken und Handeln und die Arbeitsweise unseres »Tricky Brains« (s. Abschn. 3.2) eine essenzielle Grundlage für das Verstehen der eigenen psychischen Prozesse und Schwierigkeiten damit deren Veränderung bildet. Das Verständnis, wie unser Gehirn uns immer wieder in Schwierigkeiten bringt, ist ebenso wichtig wie die Berücksichtigung von sozialen Lernerfahrungen in der Ausbildung unserer zentralen Ängste und Abwehrstrategien. Eine Aufgabe für die Therapeutin ist, im Rahmen der Psychoedukation in der Rolle einer Lehrerin aufzutreten und wichtige Informationen und Hintergründe gemeinsam mit der Patientin zu erarbeiten. Dabei ist eine Balance zwischen Berücksichtigung und Validierung der Erfahrungen der Patientin sowie deren Einordnung in die Theorie der Compassion Focused

Therapy und damit verbunden der Vermittlung von Wissen an die Patientin besonders wichtig.

Wichtig

Die Gefahr, Patientinnen mit einem »Vortrag über die Evolutionspsychologie« zu wenig in ihrer Motivation und Erfahrungen wertzuschätzen und so Vertrauen in die Behandlung zu verlieren, sollte im Hinterkopf behalten werden.

Prozessmanager für geleitetes Entdecken

Die Kultivierung von Mitgefühl ist insgesamt ein komplexer Prozess mit vielen Bausteinen und Zwischenschritten. Der Therapeut fungiert hier als Vermittler und Prozessmanager. Dabei sollen u. a. Gelegenheiten für neue Erfahrungen von Mitgefühl geschaffen werden. Eine zentrale Technik, die hier zum Einsatz kommt, ist der Sokratische Dialog. Ziel ist es, die eigenen Erfahrungen und die anderer Personen aktiv und offen zu erforschen. Der Therapeut begleitet den Patienten dabei und bietet Übungen und Interventionen an bzw. bereitet diese zusammen mit ihm vor und reflektiert diese bzw. bereitet sie nach. An vielen Stellen lässt sich hier der Team-Gedanke zwischen Patient und Therapeut betonen.

Sichere Basis / Sicherer Hafen

Die Aufgabe der Therapeutin ist es, für Sicherheit in der therapeutischen Beziehung zu sorgen und die Exploration und das Ausprobieren der Patientinnen zu ermöglichen. Dabei ist es wichtig, für bedingungslose, positive Achtung und Wertschätzung zu sorgen und der Patientin dabei zu helfen, sich mit eigenen Erfahrungen, Leid und Schwierigkeiten konfrontieren zu können. Bei kontinuierlicher Förderung eigener Lösungsansätze der Patientin fördert die Therapeutin eine Ressourcenorientierung und Zuversicht in die Fähigkeiten der Patientin. Dabei ist wichtig zu vermitteln, dass sich immer auf die Therapeutin verlassen werden kann.

Modell als Mensch und für das Mitfühlende Selbst

In der Compassion Focused Therapy ist das Prinzip der geteilten Menschlichkeit von zentraler Bedeutung. Leid ist etwas Universelles, das alle trifft und betrifft. Nicht alleine mit Schwierigkeiten zu sein, ist eine zentrale Erkenntnis im therapeutischen Prozess. Hier bietet sich eine wichtige therapeutische Chance, sich auch als Therapeut mit eigenem Leid zu zeigen. Damit ist nicht natürlich nicht gemeint, dass Sie Ihre persönlichen Probleme in den Vordergrund der Therapie stellen sollen. Vielmehr bietet es sich an vielen Stellen der Psychoedukation an, eigene kleine Beispiele mit einzubringen. So erwähne ich häufig in der Therapie, dass es mir nach einem stressigen Arbeitstag nicht immer zufriedenstellend gelingt, meiner Familie mit dem Maß an Aufmerksamkeit und Mitgefühl entgegenzutreten, das ich mir von mir wünschen würde. Dies führt immer wieder zu einem schlechten Gewissen und Schuldgefühlen. Hier bietet es sich nun an, eine Idee für einen mitfühlenden Umgang mit diesen Schwierigkeiten zu »prompten«

und ein Modell für Mitgefühl zu werden. Was könnte in diesen Situationen das Leid (mein eigenes und das meiner Familie) lindern?

Selbstreflexion • Haltung zum Einbringen persönlicher Beispiele

Nehmen Sie sich einen kurzen Moment Zeit und überlegen Sie, wie Ihre Haltung dazu ist, eigene persönliche Beispiele in Ihre Therapie mit einzubinden.

Was sind hierfür Ihre Motivation bzw. Ihre Sorgen?

Aus meiner klinischen Erfahrung hat ein wohldosierter Einsatz von Selbstöffnung ein großes Potenzial sowohl für die Verdeutlichung therapeutischer Inhalte als auch zur Stärkung der therapeutischen Beziehung und des »Team-Gedankens«.

Überlegen Sie jedoch stets dabei, ob Sie eine Selbstöffnung z. B. im Rahmen einer Supervision oder Intervision gut erklären könnten und ob diese mit Ihrer Fallkonzeption und der Behandlungsplanung übereinstimmt.

II Praxis

3 Psychoedukation und Fallkonzeption

Wichtig

Mitgefühl und mitgefühlsbasiertes Denken und Handeln mit dem Ziel, uns und andere in Zeiten von Bedrohung und Leid zu trösten, zu unterstützen und somit sowohl emotionale als auch instrumentelle Unterstützung zukommen zu lassen, ist ein uns tief innewohnendes Motiv und gilt als evolutionär angelegte Disposition.

Umso verwunderlicher ist es, wie schwer es uns oft fällt, im Alltag hilfreiche, unterstützende Verhaltensweisen zu aktivieren und einen gütigen und weisen Umgang mit uns und anderen zu pflegen. Trotz der genetischen Veranlagung und dem oft expliziten Wunsch nach mehr Mitgefühl scheint für die meisten Menschen ein automatischer Zugang zu Mitgefühl schwierig zu sein. Vielmehr treten für viele Menschen

- Selbstkritik und Selbstentwertung,
- misstrauisches und evaluatives Denken,
- interpersonelle Vergleiche und Urteile

an die »Pole Position« ihres Denkens. Wieso ist das so? Warum fällt es uns häufig so schwer, mitfühlend mit uns und anderen umzugehen?

Der Beantwortung dieser Fragen und damit einer strukturierten und ausführlichen Psychoedukation zu diesem Thema kommt eine immens große Bedeutung zu.

Der Versuch, ohne theoretisches Rahmenkonzept und Hintergrundwissen vereinzelte Mitgefühlsinterventionen in die gängige psychotherapeutische Praxis zu integrieren, ist verlockend, aber aus der klinischen Erfahrung betrachtet häufig zum Scheitern verurteilt. Häufig verpuffen diese Interventionen nach kurzer Zeit und entwickeln keine nachhaltige Wirkung und Veränderung bei Patientinnen. Die Einbettung von Interventionen in ein systematisches Verständnis der Grundlagen und Herausforderungen von Mitgefühl und in ein personalisiertes Erklärungsmodell, warum uns Mitgefühl häufig schwerfällt, ist ein zentraler Gedanke und Grundstein der Compassion Focused Therapy. Insbesondere der Aspekt der Motivations- und Intentionsbildung, ein mitfühlenderes Leben führen sowie eigenes und fremdes Leid lindern und verhindern zu wollen, erfordert u. a., sich die Erlaubnis zu geben, einen gütigeren und freundlicheren Umgang mit sich und anderen entwickeln zu »dürfen«.

Die Psychoedukation in der Compassion Focused Therapy ist elementar, um ein Konzept zu entwickeln, weshalb man eine alternative Herangehensweise »verdient« hat und daran arbeiten darf. Ohne psychoedukative Inhalte und deren Bezug zu eigenen Lern- und Lebenserfahrungen bleiben Interventionen meist oberflächlich und wenig effektiv.

Die folgenden Informationen dienen sowohl der Therapeutin als auch der Patientin. Es handelt sich sowohl um Hintergrundwissen für den Aufbau der Therapie als auch um Inhalte, die mit den Patientinnen besprochen im Rahmen der Psychoedukation zu Mitgefühl besprochen werden können und sollen.

3.1 Psychoedukation Schritt 1: Was ist eigentlich Mitgefühl?

Selbstreflexion • Was verbinden Sie mit Mitgefühl?

Nehmen Sie sich einen Moment Zeit und überlegen Sie sich, welche Facetten Sie mit Mitgefühl verbinden. Was bedeutet Mitgefühl für Sie genau? Wie würden Sie einer anderen Person Mitgefühl erklären?

In der Regel verbinden wir verschiedene Aspekte und Facetten mit dem Begriff Mitgefühl. Für viele ist die erste Assoziation Empathie. Oft folgen Freundlichkeit, Zugewandtheit und teilweise Stärke, Mut und Achtsamkeit. Da es sich bei Mitgefühl neben einem theoretischen Konzept auch um einen im Alltag verwendeten Begriff handelt, ist eine klare Definition des Konzeptes notwendig und wichtig.

3.1.1 Definition von Mitgefühl in der Compassion Focused Therapy

Definition

Die Compassion Focused Therapy definiert Mitgefühl im Sinne von *Compassion* wie folgt:
Mitgefühl ist eine Sensibilität für das eigene Leid und das Leid anderer mit einem Wunsch und einer Motivation, dieses Leid zu lindern und zu verhindern (nach Gilbert & Choden, 2013).

Die Definition fokussiert stark auf das Konzept des Leidens. Man unterscheidet dabei zwei zentrale Komponenten:
(1) Sensibilität und Hinwenden
(2) Motivation und Commitment

(1) Sensibilität und Hinwenden (Engagement)
Die erste Komponente beinhaltet die Fähigkeit, Leid zu erkennen und anzunehmen, sowie von Leid emotional berührbar zu sein. Dies erfordert wiederum ein gewisses Maß an Stresstoleranz, um die Konfrontation mit Leid aushalten zu können sowie eine Bereitschaft, sich mit den Ursachen und aufrechterhaltenden Bedingungen von Leid zu beschäftigen.

(2) Motivation und Commitment
Die zweite Komponente beinhaltet das Ausbilden von Motivation und die Bereitschaft, eigenes Leid und das Leid anderer zu lindern und zu verhindern. Hierfür werden alle Fertigkeiten, Wissen und Ressourcen genutzt, die dazu beitragen könnten (z. B. Kolts et al., 2018).

Beispiel

Ein Patient mit Angststörung verfolgt im Rahmen seiner verhaltenstherapeutischen Behandlung eine Expositionstherapie. Dieser Prozess kann zunächst eine Anerkennung des eigenen Leids und der mit der Erkrankung verbundenen Einschränkungen erfordern (erste Komponente). Dies ist möglicherweise ein schmerzhafter Schritt, die Notwendigkeit von professioneller Hilfe anzuerkennen. Mitgefühl für sich zu entwickeln kann nun im nächsten Schritt bedeuten, die Dinge zu tun, die auf Basis des eigenen Wissens und vorhandener Ressourcen bestmöglich geeignet sind, das eigene Leid durch die Erkrankung zu lindern (zweite Komponente). Konkret könnte dies nun bedeuten, sich mit den schwierigen, angstbesetzten Situationen zu konfrontieren, obwohl dies als maximal unangenehm empfunden wird. Dabei erfordert es natürlich eine Menge Mut, sich auch den am höchsten angstbesetzten Situationen zu stellen.

3.1.2 Mitgefühlsprozesse in der Compassion Focused Therapy

Eine Kernidee der Compassion Focused Therapy ist es, mitfühlend und damit auch mutig zu sein. Dies erfordert neben dem Anerkennen von Leid die Ausbildung von Motiven und Fähigkeiten, das eigene Leid zu lindern.

Mitgefühl setzt sich aus drei Prozessen zusammen:
(1) Anderen mit Mitgefühl begegnen
(2) Mitgefühl von anderen erfahren
(3) Sich selbst mit Mitgefühl begegnen

Anderen mit Mitgefühl begegnen

Häufig geben Patientinnen an, dass dies die Art von Mitgefühl ist, die ihnen am leichtesten fällt. Manche sagen auch, dass sie aufgrund von »zu viel« Mitgefühl für andere kein Mitgefühl mehr für sich haben.

Hierbei ist jedoch Vorsicht geboten. Häufig erleben wir in unserem therapeutischen Alltag Menschen, die extrem viel für andere Menschen tun und sich nahezu aufopfern. Es lohnt jedoch, die Motivation und Kontextfaktoren eines solchen Verhaltens genau zu erfragen. Oft fühlen sich Menschen zu Mitgefühl verpflichtet, da sie Sorge haben, andernfalls die eigenen Werte und Moralvorstellungen nicht zu erfüllen oder denken, dass sich andere Menschen ansonsten von ihnen abwenden würden. Dies grenzt sich jedoch von mitgefühlsbasiertem Handeln im eigentlichen Sinne deutlich ab.

Mitgefühl von anderen erfahren

Mitgefühl von anderen zu erfahren und anzunehmen ist ein Prozess, mit dem viele Menschen große Schwierigkeiten haben. Häufig verbinden wir hier Mitgefühl damit, bemitleidet zu werden, was uns in der Regel eine hierarchische Beziehung zu unserem Gegenüber erleben lässt, in der wir uns klein und insuffizient fühlen. Mitgefühl von anderen zu erfahren bedeutet aber, miteinander auf Augenhöhe zu sein und die Motivation des anderen, unser Leid zu lindern, zu erkennen. Dies ist mit positivem emotionalen Erleben verbunden.

Sich selbst mit Mitgefühl begegnen

Sich selbst mit Mitgefühl zu begegnen, ist für viele Menschen fremd und ungewohnt. Oft wird dies als falsch und unangemessen bis hin zu selbstverliebt wahrgenommen.

Aufgrund von hohen Ansprüchen an uns selbst und ausgeprägten selbstkritischen Bewertungsprozessen ist Selbstmitgefühl daher häufig der Prozess, der am schwierigsten scheint.

3.1.3 Attribute und Fertigkeiten

Mitgefühl wird in der CFT häufig als kreisförmiges Modell, dem sogenannten Mitgefühlskreis (s. Abb. 3.1), dargestellt. Hierbei bildet Mitgefühl das Zentrum des Modells. Mitgefühl setzt sich aus verschiedenen Attributen und Fertigkeiten zusammen, die dessen Kernbestandteile darstellen.

Attribute von Mitgefühl

Sorge um Wohlergehen. Zentraler Bestandteil von Mitgefühl ist die Ausbildung einer Motivation für Wohlergehen bei uns selbst und anderen (z.B. Gilbert, 2013; Tanner, 2015). Dies ist gewissermaßen der Startpunkt für Mitgefühl. Ohne kontinuierlich an einer Motivation und Intention für Wohlergehen und der Reduktion von Leid zu arbeiten, wird es nicht dauerhaft gelingen, Mitgefühl zu kultivieren. So geht diese Absicht oft dem emotionalen Erleben von Mitgefühl voraus (Gilbert, 2013). Die Sorge um Wohlergehen im Sinne einer grundlegenden intentionalen Ausrichtung ist also von höchster Bedeutung für die Entwicklung von Mitgefühl.

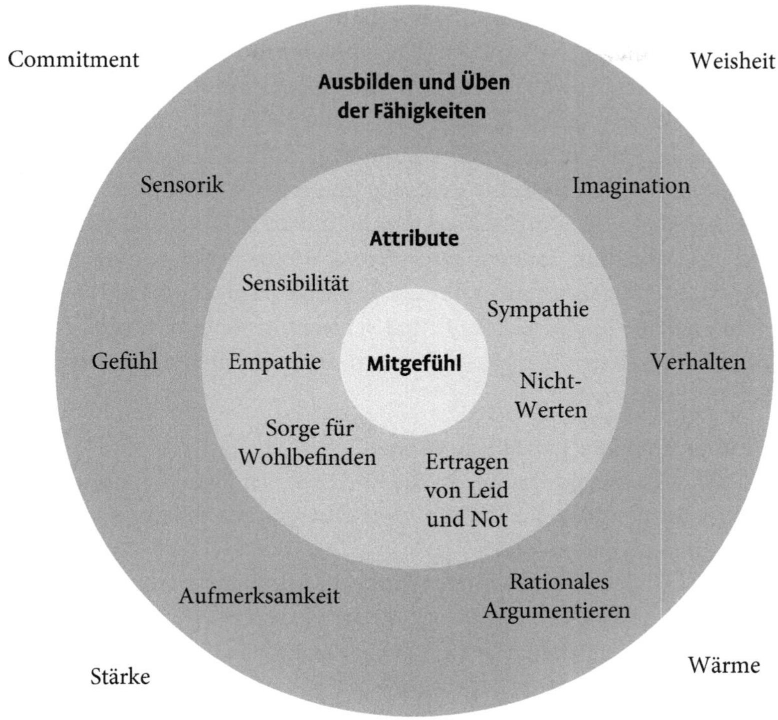

Abbildung 3.1 Der Mitgefühlskreis (nach Diedrich, 2016)

Sensibilität. Sich der eigenen Gefühle und der Gefühle anderer bewusst zu sein, für Leid und Unwohlsein »feine Antennen« auszubilden und dies zuverlässig und schnell zu bemerken, ist ein wichtiges Attribut von Mitgefühl. Dies steht im direkten Gegensatz zu den Impulsen von Ablenkung oder Vermeidung unangenehmer Emotionen bei sich und anderen.

Empathie. Empathie spielt im psychotherapeutischen Prozess eine zentrale Rolle. Sich in andere emotional hineinzuversetzen, ermöglicht ein tiefes Verständnis unseres Gegenübers und bildet die Basis, dies dem anderen auch zeigen zu können. Empathie beinhaltet ein Verständnis des emotionalen Erlebens unseres Gegenübers und uns selbst. Dabei sind sowohl ein emotionaler als auch ein kognitiver Teil von Empathie zu unterscheiden. Der kognitive Anteil wird häufig mit Perspektivenübernahme und Mentalisierungsfähigkeit in Verbindung gebracht. Hierfür ist es jedoch auch wichtig, das eigene emotionale Erleben von dem unseres Gegenübers unterscheiden zu können. Bei Empathie werden auch mögliche Hintergründe von Gefühlen berücksichtigt.

Sympathie. Sympathie grenzt sich in der Compassion Focused Therapy vom Konzept der Empathie ab und meint die unmittelbare, automatisierte emotionale Antwort auf das, was wir und andere erleben. Hier erleben wir eine stärker physiologisch-emotionale Reaktion, wodurch wir uns direkt körperlich berührt fühlen.

Ertragen von Leid und Not. Die Auseinandersetzung mit Schwierigkeiten und Leid konfrontiert uns mit schmerzlichen und unangenehmen Emotionen. Diese große Herausforderung birgt die Gefahr, von schmerzhaftem Erleben überschwemmt und überfordert zu werden. Dies verhindert in der Folge häufig Zugang zu Mitgefühl. Daher sind Kompetenzen und Möglichkeiten, mit emotionalem Stress umgehen zu können, eine zentrale Eigenschaft, um Mitgefühl entwickeln und erleben zu können.
Nicht-Bewerten. Achtsames »Nicht-Bewerten« betont die Wichtigkeit einer akzeptierenden Haltung uns selbst und anderen gegenüber sowie in Bezug auf unser inneres und äußeres Erleben. Dabei geht es nicht darum, keine Meinungen oder Präferenzen mehr zu haben und nicht mehr zwischen gut und schlecht zu unterscheiden, sondern vielmehr Abstand davon zu nehmen, uns selbst und unsere Erfahrungen sowie die anderer zu kritisieren und abzuwerten.

Fertigkeiten, um mitfühlend handeln zu können

Ein weiterer Teil des Mitgefühlkreises ist die Ebene der Fähigkeiten, die gebraucht werden, um konkret Mitgefühl zu entwickeln, zu trainieren und im konkreten Umgang mit leidvollen Situationen einzusetzen.
Aufmerksamkeit. Der Fokus liegt auf der Fertigkeit, Aufmerksamkeit auf Mitgefühl und hilfreiche Aspekte legen zu können. Dies können bestimmte Attribute und Eigenschaften von anderen Personen, aber auch eigene Motive und Gedanken sein, die uns helfen, mitfühlend mit uns und anderen umzugehen. Es bedarf also einer gewissen Kontrolle über eigene Aufmerksamkeitsprozesse, um diese intentional auf einen bestimmten Fokus lenken zu können. Hier wird häufig die Achtsamkeitspraxis (im Sinne des MBSR-Ansatzes) als hilfreiche Grundlage beschrieben.
Imagination. Die Arbeit mit gezielten Vorstellungsübungen nimmt in der Compassion Focused Therapy, wie auch in anderen psychotherapeutischen Verfahren, einen hohen Stellenwert ein. Imagination kann als eine Art »Gehirn-Training« verstanden werden, das unmittelbaren und nachhaltigen Einfluss auf Denkprozesse, Emotionen und physiologische wie auch hormonelle Parameter hat (z. B. Tanner, 2015). In der Compassion Focused Therapy wird diese effiziente Interventionsmöglichkeit u. a. dafür genutzt, sich mitfühlende Motive und Hilfsbilder vorzustellen, um Mitgefühl gezielt trainieren zu können.
Rationales Denken. Die Funktion von rationalem Denken über Situationen und inneres Erleben ist eine wichtige Stellschraube in der Compassion Focused Therapy, da häufig bedrohungsassoziiertes automatisiertes Denken eine kognitive Fokussierung von mitfühlenden Motiven und Inhalten erschwert bzw. verhindert. Entsprechend ist ein achtsamer Umgang mit eigenen Denkprozessen eine Fähigkeit, die zur Ausbildung von Mitgefühl von hoher Bedeutung ist. Hierbei ist eine innere Achtsamkeit für eigenes Denken, wie auch die Möglichkeit, sich von Denkinhalten distanzieren zu können, wie z. B. durch Detached Mindfulness oder kognitive Defusion, hilfreich. Des Weiteren gilt es auch rationalere, objektivere und ausgeglichenere Denkprozesse zu berücksichtigen.
Sensorik (Körperbezug). Zugang zu sensorisch-körperlichen Aspekten von Mitgefühl zu erlangen, bildet die Basis für viele Übungen und Interventionen der Compassion

Focused Therapy. Um Mitgefühl aktivieren zu können, braucht es eine parasympathisch aktivierte physiologische Basis. In Zuständen von hohem Arousal und körperlichem Stress- und Bedrohungserleben ist ein Zugriff auf Mitgefühl kaum möglich. Die Fähigkeit, den Körper durch gezielte Techniken die Basis für Mitgefühl bilden zu lassen, ist eine zentrale Fertigkeit der Compassion Focused Therapy. Dies geschieht u. a. durch Atemtechniken, Stimmfarbe, Körperhaltung, Mimik und Gestik.

Gefühl. Das Motiv, Leid bei sich und anderen reduzieren zu wollen, hängt mit einem tiefen emotionalen Erleben zusammen. Der Wunsch, frei von Leid zu sein und die damit verbundene Verknüpfung zu sich und zur Welt, geht häufig mit einem intensiven emotionalen Berührtsein einher. Einen Zugang zum eigenen emotionalen Erleben zu entwickeln und ein Hineinversetzen in die Erlebenswelt des anderen ist eine wichtige Fertigkeit, um Mitgefühl kultivieren zu können.

Verhalten. Mitfühlendes Verhalten ist eine der wichtigsten Fertigkeiten der Compassion Focused Therapy. Den Fokus des eigenen Verhaltens darauf zu lenken, dadurch Leid bei sich und anderen zu lindern, ist ein zentraler Gegenstand des Ansatzes. Dabei ist mitfühlendes Verhalten oft nicht einfach und fühlt sich initial nicht direkt gut an. Die entscheidende Frage ist, ob entsprechendes Verhalten notwendig und geeignet ist, um dauerhaft Leid zu lindern.

Beispiel

Eine gute Freundin ruft Sie aufgelöst an und erzählt Ihnen, dass sie heute Morgen unter der Dusche einen Knoten in ihrer Brust ertastet hat. Sie habe nun große Angst und möchte am liebsten von Ihnen, dass Sie sie beruhigen und ablenken.

Überlegen Sie kurz (auch gemeinsam mit Ihrer Patientin), welches Verhalten im wahren Sinne mitfühlend sein könnte. Ggf. müssten Sie Ihrer Freundin raten, dringend einen Arzt aufzusuchen und sie mitunter dorthin begleiten. Mitfühlendes Verhalten erfordert häufig eine Menge Mut und die Bereitschaft, auch schwierige Schritte in Angriff zu nehmen.

Insgesamt ist die Idee in der Compassion Focused Therapy, dass die Fertigkeiten von Mitgefühl gezielt trainiert werden können und müssen. Dies ist Gegenstand des Compassionate Mind Trainings (vgl. Kap. 4).

Den Rahmen des Mitgefühlskreis bilden die Dimensionen Wärme, Stärke, Commitment und Weisheit, die den Prozess der Kultivierung von Mitgefühl begleiten und bzgl. derer wir uns kontinuierlich weiterentwickeln.

3.2 Psychoedukation Schritt 2: Wissen, warum uns Mitgefühl so schwerfällt

3.2.1 Evolutionäres Erbe

Die Compassion Focused Therapy ist eine in weiten Teilen auf der Evolutionspsychologie aufbauende Therapierichtung. Die Berücksichtigung evolutionärer Prozesse in der Ausbildung unserer Motive als explizit soziale Spezies ist von enormer Bedeutung. So fußen z. B. Scham-Affekte auf unserem Bedürfnis nach sozialer Einbindung und dem Wunsch, Teil einer Gemeinschaft zu sein, um dadurch Überlebensvorteile zu haben. Die Urangst, aus einer überlebensnotwendigen Gemeinschaft ausgeschlossen zu werden, führt auch heute noch dazu, sich für potenziell abweichendes Verhalten oder Aussehen zu schämen.

Viele Dinge, mit denen Menschen in ihrem Leben hadern, unzufrieden sind und die Quelle psychischen und physischen Leids sind, sind nicht selbst gewählt, sondern Teil einer unwillkürlichen genetischen Lotterie, der wir im Rahmen unserer Entwicklungsgeschichte ausgesetzt sind.

Häufig werden Sie mit Menschen zusammenarbeiten, die ihr Schicksal, ihre Handicaps und Herausforderungen als eine große Ungerechtigkeit erleben.

In der Compassion Focused Therapy sollte im Rahmen der Psychoedukation explizit darauf hingewiesen werden, dass wir Teil des evolutionären Prozesses sind, was für uns eine Reihe von Implikationen hat:

- Wir haben uns nicht entschieden, geboren zu werden.
- Wir haben uns nicht unsere Basisemotionen ausgesucht.
- Wir haben uns nicht unser Temperament ausgesucht.
- Wir haben uns nicht unseren Körper ausgesucht und wie dieser funktioniert.
- Wir haben uns nicht unsere Grundbedürfnisse ausgesucht.
- Wir haben uns nicht die Zeit ausgesucht, in der wir leben.

Dass wir an vielen Herausforderungen, mit denen wir uns konfrontiert sehen, keine Schuld tragen, ist eine zentrale Grundhaltung in der Compassion Focused Therapy.

Beispiel

Ich habe im Alter von Mitte Zwanzig begonnen, zunehmend eine Glatze zu bekommen. Dies war zum damaligen Zeitpunkt durchaus etwas, mit dem ich gehadert habe und mir wünschte, weiterhin volles Haar zu behalten. Auch hat mich dies z. B. an meiner Attraktivität zweifeln lassen und mich Situationen ausgesetzt, in denen ich mich dafür geschämt habe. Dies ist für mich immer wieder ein gutes persönliches Beispiel dafür, wie leicht es ist, sich abzuwerten, zu kritisieren und dem Impuls zu folgen, irgendjemandem oder irgendetwas die Schuld für unser Leid zu geben. Jedoch sind es häufig Dinge, die außerhalb unserer Kontrolle liegen.

Dieses Beispiel verdeutlicht, dass auch wir Teil eines Prozesses sind, innerhalb dessen wir uns mit Herausforderungen konfrontiert sehen, die wir uns nicht ausgesucht haben.

Selbstreflexion • Was sind Ihre Herausforderungen?

Mit welchen Herausforderungen sehen Sie sich aktuell konfrontiert, die Sie sich nicht ausgesucht haben und mit denen Sie trotzdem einen Umgang finden müssen?

3.2.2 Altes und neues Gehirn: Tricky Brain

Im Rahmen der evolutionspsychologischen Forschung gibt es die Sichtweise, dass sich unser menschliches Gehirn aus zwei Teilen zusammensetzt. Dabei gibt es einen entwicklungsgeschichtlich »alten« Teil, den Hirnstamm, der auch als Reptiliengehirn bezeichnet wird (Lieberman, 2013; Tanner, 2015) und »neuere«, höher entwickelte Bereiche im Cortex. Während der Hirnstamm basale Motive und Funktionen, z. B. Instinkte wie Kampf und Flucht, Nahrungssuche sowie Territorial- und Sexualverhalten beinhaltet, verfügen unsere »neuen« Gehirnanteile vor allem über höhere kognitive Funktionen wie z. B. Imagination, selbstreflexives Denken, Mentalisierung und metakognitives Denken. Damit unterscheidet sich das menschliche Gehirn und dessen Prozesse deutlich von denen anderer Säugetiere. Dies birgt neben vielen Vorteilen auch Schwierigkeiten und Herausforderungen. Hierfür sei eine bekannte Metapher der CFT herangezogen.

Warum Zebras keine Magengeschwüre bekommen

Ein Zebra ist in der Savanne auf dem Weg zu einem Wasserloch und wird unterwegs urplötzlich von einem Löwen, der im Gebüsch gelauert hat, angegriffen. Nur knapp entkommt das Zebra dem sicheren Tod und kann weglaufen. Nun passiert etwas Faszinierendes: Das Zebra kehrt nach kürzester Zeit zu seinem ursprünglichen Verhaltensplan zurück: Fressen, Trinken und »Chillen am Wasserloch«. Es kommt also zu einer schnellen Habituation der Anspannung, was ein Fortführen des normalen Verhaltens ermöglicht.

Menschen verarbeiten solche Situationen meist komplett anders. Häufig beginnen wir nach solchen Situationen mit katastrophisierendem Denken (»O mein Gott, was hätte da alles passieren können, ich hätte gefressen werden können und meine Kinder wären als Waisen aufgewachsen«) oder intensivem Grübeln (»Wie konnte mir das nur passieren, wieso habe ich nicht aufgepasst«). Häufig mündet dies in starker Selbstkritik (»Wie kann man nur so blöd sein, alleine zum Wasserloch zu gehen«, »Das geschieht mir recht, dass ich angegriffen werde«, »Wie kann man nur so dumm sein?«).

Hier setzt der neue Teil unseres Gehirns ein, der uns unser Handeln und Denken reflektieren lässt, aber eben auch dafür sorgt, dass durch diese kognitiven Prozesse das

Bedrohungserleben längerfristig aktiviert bleibt, obwohl die akute Gefahr bereits vorüber ist. Die Art, wie unser menschliches Gehirn arbeitet, hat damit einerseits den großen Vorteil, dass wir uns vor zukünftigen Gefahren schützen können, indem wir unser Verhalten reflektieren. Andererseits sorgt dies häufig gleichzeitig für die Aufrechterhaltung von Leid (s. Abb. 3.2).

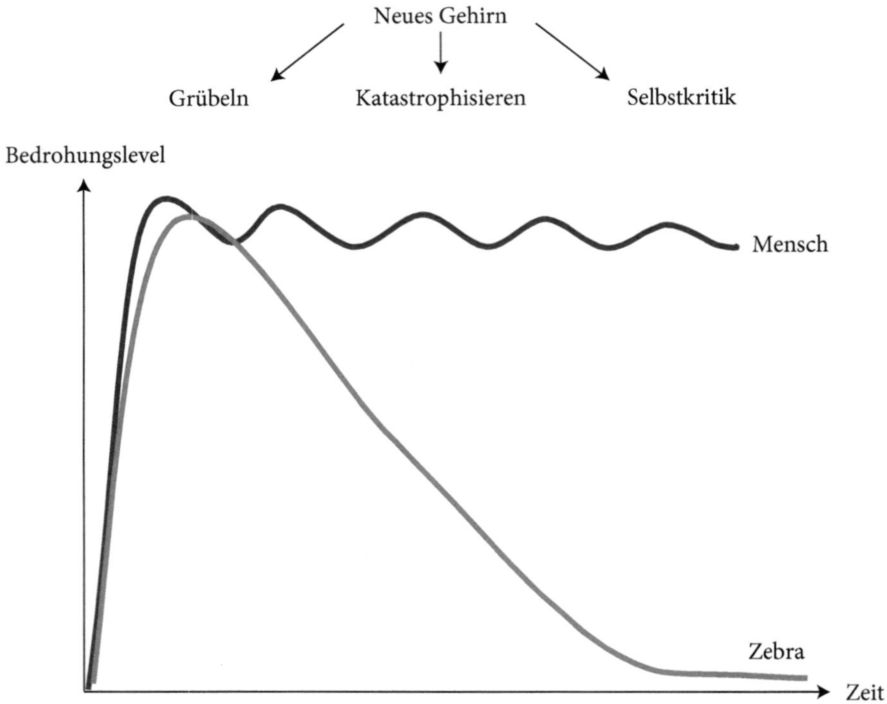

Abbildung 3.2 Altes und neues Gehirn: die Bedrohung bleibt »online«

In der Compassion Focused Therapy spricht man davon, dass wir ein »Tricky Brain« (s. Abb. 3.3) haben. Psychoedukation zu dieser Heuristik, die unter anderem eine Erklärung dafür liefert, warum unser Denken immer wieder in ungünstigen Schleifen verläuft und unnötiges Leid verursacht, ist in der CFT von enormer Bedeutung. Ein grundlegendes Verständnis über die Funktionsweise unseres mentalen Systems und unserer Denkprozesse ist wichtig, da es die Möglichkeit bietet, aktiv Einfluss auf Leid erzeugende Prozesse zu nehmen.

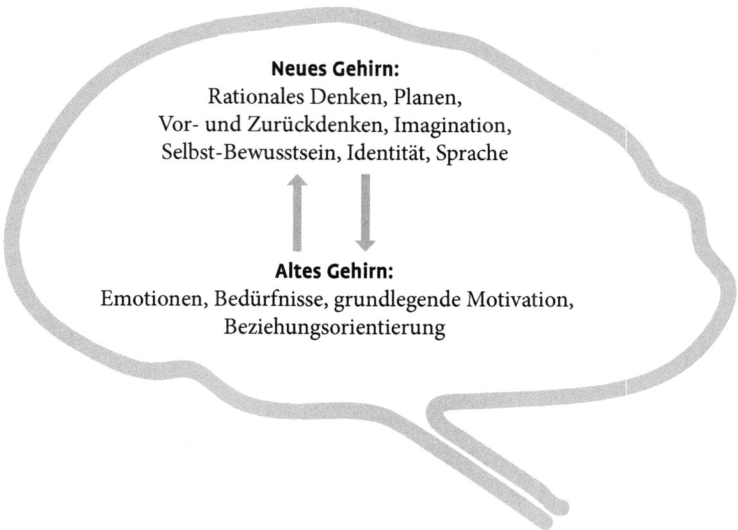

Abbildung 3.3 »Tricky Brain«: alt und neu

Während das »alte Gehirn« sehr schnell, wenig differenzierend und nach der Prämisse der Schadensvermeidung (»better safe than sorry«) operiert, arbeitet das »neue Gehirn« deutlich präziser, aber auch langsamer.

Durch die Interaktion zwischen altem und neuem Gehirn kann es zu ungünstigen Interaktionsprozessen/Schleifen (sog. Loops) kommen. Viele Menschen neigen dazu, sich für die Aktivierung ihres »alten Gehirns« mithilfe ihrer »neuen« Gehirn-Fähigkeiten abzuwerten.

Beispiel

Ein persönliches Beispiel

Vor ein paar Jahren sind wir in ein neues Haus in einer sehr netten Nachbarschaft gezogen. Aus unserem Badezimmerfenster sehe ich jeden Morgen auf unsere Einfahrt, in der unser mittlerweile alter Kombi steht. Wenn ich etwas weiter blicke, sehe ich direkt das 911 Porsche Cabrio meiner Nachbarn (die sehr nett sind). Manchmal ertappe ich mich bei dem Gedanken »So ein Auto möchte ich auch haben, warum habe ich mir nur den falschen Job ausgesucht …«). Dann entsteht u. a. ein Gefühl von Neid in mir, das ich gar nicht gut ausstehen kann. Häufig folgt aus diesen Impulsen und Motiven meines »alten Gehirns« eine Abwertung durch mein »neues Gehirn« (»Wie peinlich ist das denn, auf ein Porsche Cabrio neidisch zu sein«, »Bist du verrückt, weißt du, wie viel CO_2 der ausstößt«, »Du bist in deiner Persönlichkeitsentwicklung auch noch nicht so weit gekommen« usw.). Danach fühle ich mich meistens noch schlechter. Hier entsteht durch die negativen »loops« folglich doppeltes Leid.

Ein Beispiel aus der klinischen Praxis

Ein Patient mit einer Zwangsstörung war durch intrusiv auftretende Gedanken, die in Widerspruch zu seinem moralischen Anspruch und seinen Werten standen, massiv belastet. Er beschrieb folgende für ihn typische Situation:

»Als ich gestern durch die Fußgängerzone ging, fiel mir im Vorübergehen eine junge Frau auf und mir schoss der Gedanke ein: O Mann, das ist ja mal eine hübsche, attraktive Frau. Ich sollte so nicht denken, ich bin in einer glücklichen Beziehung und liebe meine Freundin. Was, wenn ich mich eigentlich doch von meiner Freundin trennen möchte und sie gar nicht wirklich liebe? Ich bin mir gar nicht mehr sicher bzgl. meiner Gefühle, sonst hätte ich doch gar nicht solche Gedanken.«

Beide Beispiele illustrieren die Auswirkungen dysfunktionaler neuronaler Interaktionsprozesse und untermauern die zentrale Aussage der Compassion Focused Therapy, dass unser Gehirn ziemlich »tricky« und schwer zu handhaben ist.

3.2.3 Einfluss von Bindung und sozialen Lernerfahrungen auf Mitgefühl

Neben biologischen und evolutionären Einflüssen sind soziale Lern- und Bindungserfahrungen elementar für die Ausbildung und Kultivierung von Mitgefühl. Als Menschen sind wir für lange Zeit unseres Aufwachsens und unserer Entwicklung abhängig von der Zuwendung und Pflege von engen Bezugspersonen. Dies unterscheidet uns von vielen anderen Spezies. Wir sind davon beeinflusst, wie uns der Umgang mit Leid und Emotionen vorgelebt wird und wie auf unser Äußern von Leid und Gefühlen reagiert wird. Hier haben wir individuelle Erfahrungen gemacht, die einen massiven Einfluss auf unseren Lebensweg genommen haben.

Übung • Eine andere Version meiner Selbst

Stellen Sie sich für einen kurzen Moment vor, Sie wären nicht dort aufgewachsen, wo Sie aufgewachsen sind. Nehmen wir an, Sie hätten zwei Elternteile gehabt, die beide stark drogenabhängig gewesen wären oder die Ihnen nur unzureichend Zugang zu Bildung hätten vermitteln können. Wie hätte sich Ihr Leben entwickelt?

In der Compassion Focused Therapy wird davon ausgegangen, dass wir, basierend auf unseren (Lern-)Erfahrungen, verschiedene Versionen unseres Selbst entwickeln können. So hätte z. B. alternativ zu unserem beruflichen Werdegang als Psychotherapeuten auch eine ganz andere Entwicklung vonstatten gehen können, wenn wir unter alternativen Lebensbedingungen aufgewachsen wären. Die Idee, dass wir in einem gewissen Maße ein Produkt unserer Erfahrungen sind, ist in der Compassion Focused Therapy ein wichtiger Grundsatz, der zur »Entschuldung« der Patientin und somit zu einer Entstigmatisierung beitragen soll.

Erfahrungen von emotionaler Vernachlässigung, Gewalt und Inkonsistenz nehmen großen Einfluss darauf, wie sicher sich Menschen in der Gegenwart anderer fühlen können, und haben Einfluss auf verschiedenste Maße der Stressreagibilität. In frühen entwicklungspsychologischen Experimenten wie dem »Still-Face-Experiment« (Weinberg et al., 2008) konnte deutlich gezeigt werden, wie abhängig Säuglinge und auch Kleinkinder in ihrer Emotions- und Stressregulation von ihren Kernbezugspersonen sind. Um Stresstoleranz und einen selbstfürsorglichen und unterstützenden Umgang mit sich selbst auszubilden, bedarf es einer kontinuierlichen und engmaschigen Unterstützung. Schon die Bindungstheorie von John Bowlby betonte die Bedeutung der Bindung für das Überleben von Säugetieren. Zwischenmenschliche Fürsorge ermöglicht u. a. drei zentrale Entwicklungsprozesse:

(1) Nähe zu Kernbezugspersonen suchen (um zwischenmenschliche Verbundenheit herzustellen)
(2) Sicherheitsbasis (um Explorationsverhalten und Fähigkeiten, Interessen und Persönlichkeit zu entwickeln)
(3) Sicherer Hafen (um zwischenmenschlichen Trost, Beruhigung und Zärtlichkeit zu erfahren)

Übung • Als ich als Kind verloren ging

Versuchen Sie sich einmal daran zu erinnern, als Sie als Kind einmal von Ihren Eltern getrennt wurden. Wie haben Sie sich gefühlt?

Typisch für solche Situationen ist, dass Kinder nicht wissen, wo sie sind und wie sie wieder zurück zu ihren Eltern finden (in Sicherheit kommen). Alleine umrundet von fremden Personen zu sein, ist häufig zusätzlich mit Bedrohungserleben assoziiert. Kinder erleben in solchen Situationen häufig ein Gefühl von Kontrollverlust. Ein solches Erleben geht mit Gefühlen der Angst und Wut einher, mitunter aber auch mit tiefer Hoffnungslosigkeit und Verzweiflung. Sofern sichere Bindungserfahrungen grundsätzlich oder wiederholt fehlen, sind die Auswirkungen für die betroffenen Kinder oft langfristig negativ und mit großen Schwierigkeiten, sich selbst zu regulieren und Unterstützung und Mitgefühl von anderen anzunehmen, verknüpft. In der Compassion Focused Therapy wird Bindungserfahrungen in der Erklärung von Schwierigkeiten in der Kultivierung von Mitgefühl ein hoher Stellenwert beigemessen.

3.3 Die drei Affektregulationssysteme der Compassion Focused Therapy – das 3-Kreise-Modell

In der Compassion Focused Therapy wird häufig mit einem sehr vereinfachten Modell der Emotionsregulation gearbeitet, dem sog. 3-Kreise-Modell. In der praktisch-therapeutischen Arbeit birgt dieses Modell den großen Vorteil, dass es von den meisten Patientinnen intuitiv direkt verstanden wird und die allermeisten Menschen ihr emotionales Erleben direkt in dieses Modell einordnen können. Ferner ist das Modell so allgemein, dass sich bewährte (z. B. verhaltenstherapeutische) Psychoedukationsinhalte wie der Teufelskreis der Angst oder das kognitive Modell der Zwangsstörungen gut in dieses Rahmenmodell integrieren lassen. Das 3-Kreise-Modell soll Patientinnen dabei helfen, einen Zugang zu ihrem emotionalen Erleben zu trainieren und dieses strukturieren sowie benennen zu können.

Das 3-Kreise-Modell geht auf Depue und Morrone-Strupinsky (2005) zurück und ist in Abbildung 3.4 zu sehen (nach Gilbert, 2013).

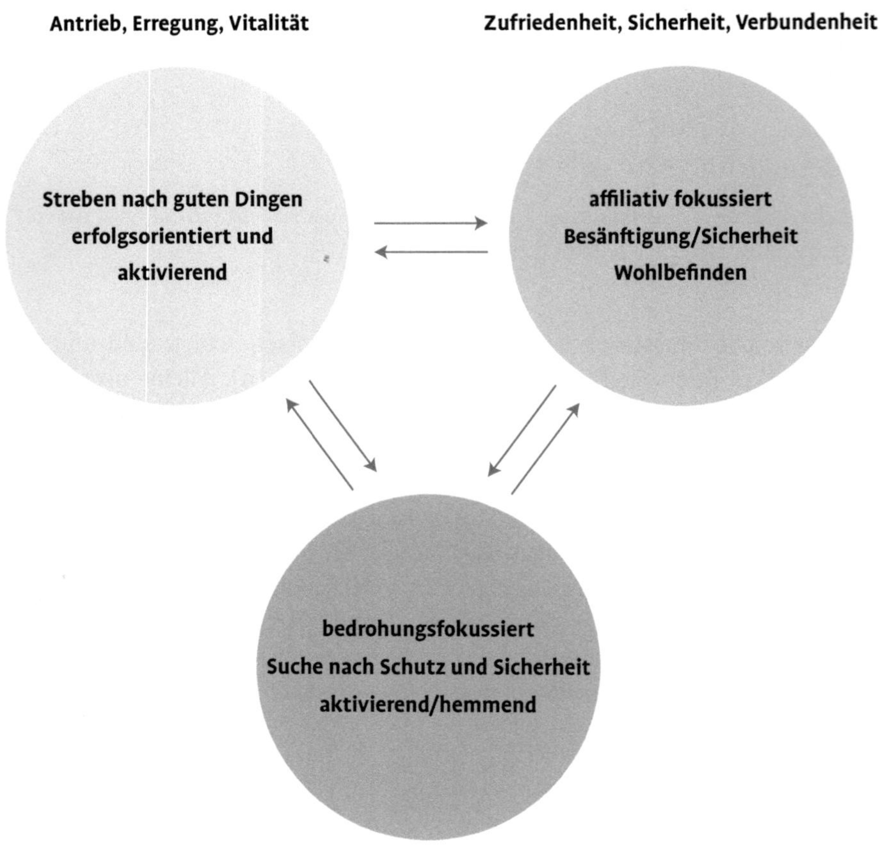

Abbildung 3.4 3-Kreise-Modell der Compassion Focused Therapy

3.3.1 Kreis 1: das Bedrohungssystem (Selbstschutzsystem)

Das Bedrohungssystem ist mit den Emotionen Angst, Wut, Ekel und Scham assoziiert und hat die grundlegende Funktion, Bedrohungen zu erkennen und so damit umzugehen, dass Sicherheit wiederhergestellt wird. Automatisiert ablaufende physiologische Reaktionen führen zu einer Fokussierung des Organismus auf die Bedrohung und gehen wiederum mit weitreichenden körperlichen, kognitiven, emotionalen und behavioralen Reaktionen einher.

Das Bedrohungssystem kann durch verschiedene Auslöser angestoßen werden. Häufig sind dies externe Bedrohungen, etwa in Form von Gewalt, jedoch können es auch soziale Reize sein, z. B. Interaktion mit einer Gruppe fremder Menschen für Sozialphobiker, oder interne Auslöser, wie die Vorstellung eines Schmerzpatienten, gleich eine bestimme Bewegung durchführen zu müssen. In der Arbeit mit Patientinnen ist es von enormer Bedeutung, ein gutes Verständnis über die Funktionsweise des Bedrohungssystems zu erarbeiten, um so aktiven Einfluss auf seine automatisierten Prozesse nehmen zu können.

Das aktivierte Bedrohungssystem geht mit typischen Verhaltensweisen einher:

- Kampfverhalten
- Fluchtverhalten
- Freeze-Verhalten
- Submissives (sich unterordnendes) Verhalten
- Selbstbeschämung (bevor es jemand anderes tut)

Der letzte Punkt sei kurz anhand eines Beispiels erklärt.

Beispiel

Eine zentrale soziale Angst vieler Patientinnen ist es, von und vor anderen beschämt zu werden. Um dies zu verhindern, neigen manche Menschen dazu, sich »lieber« erst einmal selbst zu beschämen, damit dies andere nicht tun. So kann es vorkommen, dass Menschen proaktiv von sich aus auf ihre »Makel« hinweisen (»Wie Sie sehen können, bin ich dick und habe eine Glatze«).

Diese Verhaltensweisen sind nachvollziehbar, führen aber – insbesondere sofern inflexibel – häufig zur Aufrechterhaltung von Leid und Schwierigkeiten, sich selbst mit Fürsorge und Mitgefühl zu begegnen.

3.3.2 Kreis 2: das Antriebs-Anreiz-System

Das Antriebssystem ist assoziiert mit Emotionen wie Freude, Verlangen und allgemeiner Erregung. Sofern das Antriebssystem aktiviert ist, fokussieren wir darauf, Dinge zu erreichen und Ressourcen zu beschaffen, die für uns wichtig sind. Dieses System ist stark belohnungssensitiv sowie handlungsorientiert. Neben notwendigem Antrieb für alltägliche Aktivitäten werden dadurch auch das Streben nach Konsum, Macht, Status und Erfolg initiiert. Viele Patienten erleben eine Interdependenz zwischen ihrem Bedrohungssystem und ihrem Antriebssystem und haben gelernt, auf Bedrohungserleben mit dem Versuch, mehr zu leisten und dem Antrieb hochzufahren, zu reagieren. Dies führt oft dauerhaft zu Überlastung und vermehrter psychopathologischer Symptomatik (s. Abb. 3.5).

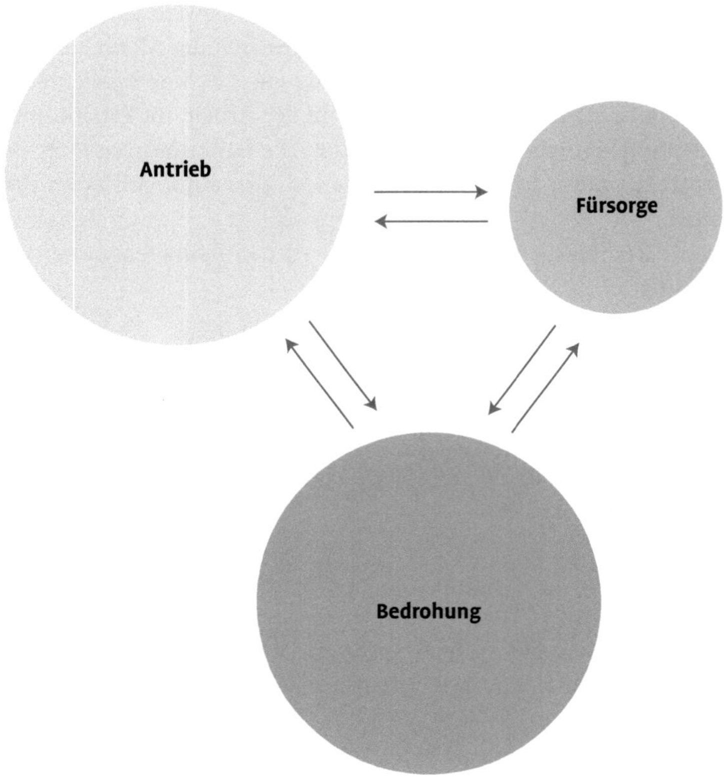

Abbildung 3.5 Wenn das Antriebs-Anreiz-System überhandnimmt

Ein weiteres im klinischen Alltag häufig zu beobachtendes Muster ist, dass bei einem stark aktivierten und überrepräsentierten Bedrohungssystem neben dem defizitären Fürsorgesystem auch das Antriebssystem sehr klein wird und es kaum noch Motive nach Leistung, Aktivität und Engagement gibt (s. Abb. 3.6).

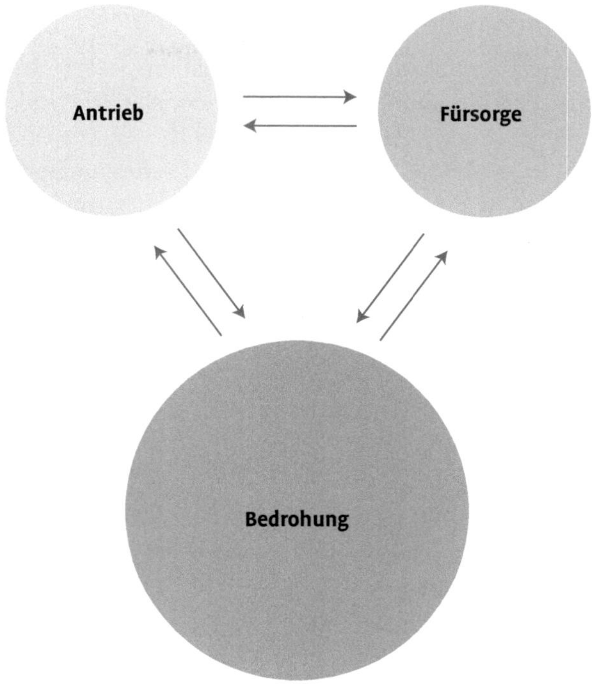

Abbildung 3.6 Wenn das Bedrohungssystem überrepräsentiert ist

3.3.3 Kreis 3: das Fürsorge-Beruhigungs-System

Das Fürsorge-Beruhigungs-System nimmt eine elementare Funktion im Rahmen des 3-Kreise-Modells ein. Es stimuliert Erholung, Sicherheit und ist stark auf soziale Verbundenheit ausgerichtet. Dies funktioniert in zwei Richtungen: Zum einen wird das Fürsorge-System durch die Erfahrung von sozialer Verbundenheit aktiviert, zum anderen ist eine Aktivierung Voraussetzung, um sich überhaupt sozial zu verbinden, interpersonellen Kontakt herzustellen und diesen als unterstützend zu erleben. Eine Aktivierung des Fürsorge-Systems bei gleichzeitig aktiviertem Bedrohungs- und Antriebssystem ist enorm schwierig. Jedoch kann das Fürsorgesystem auch durch eigenes Training stimuliert und aktiviert werden und ist nicht nur ein Produkt der Abwesenheit von Bedrohung und Antrieb (vgl. Tanner, 2015; Irons & Beaumont, 2017). Dies ist ein wichtiger Teil der praktischen Arbeit mit der Compassion Focused Therapy, die u. a. die Aktivierung von hilfreichen, gütigen Motiven und Gefühlen von Sicherheit in den Fokus nimmt.

Zusammenfassung • 3-Kreise-Modell

Optimalerweise ergänzen sich die drei Affektregulationssysteme und bilden ein flexibles und dynamisches Zusammenspiel, das emotionales Erleben je nach Situation und Bedarf regulieren kann. In der Arbeit mit Patientinnen erleben wir jedoch häufig, dass diese Systeme inflexibel sind. Vor allem das Bedrohungssystem ist oft stark überrepräsentiert und wird durch teilweise vermeintlich harmlose Reize und Situationen massiv aktiviert.

Ein zentraler Teil der Psychoedukation und die Basis für die Fallkonzeption der Compassion Focused Therapy ist es daher, das Zusammenspiel der eigenen drei Kreise gut kennenzulernen und zu verstehen.

Übung • Meine drei Kreise in der letzten Woche

Fordern Sie Ihre Patienten auf, ihr persönliches 3-Kreise-Modell für die letzte Woche zu zeichnen. In welcher Konstellation standen die drei Kreise die meiste Zeit zueinander?

Zum besseren Verständnis der drei Systeme lohnt eine genauere Betrachtung der Auswirkungen der jeweiligen Systeme anhand folgender Punkte:

- Wohin richtet sich die Aufmerksamkeit?
- Welche Gedanken gehen mir durch den Kopf?
- Welche Bilder und Vorstellungen kommen vor mein inneres Auge?
- Was sind meine Verhaltensimpulse?
- Wonach strebe ich? Was ist meine Motivation?
- Welche Gefühle treten auf?

Ein wichtiges Ziel an dieser Stelle ist es, typische bzw. systematische Reaktions- und Erlebensweisen zu erfassen, um z. B. automatisch aktiviertes Bedrohungserleben, oder übermäßig agierendes Antriebssystem proaktiv verändern zu können.

Hier hilft vielen Patientinnen auch die Verwendung einer vertrauten Arbeitsmethode in der Verhaltenstherapie: die Situationsanalyse, die hier in leicht adaptierter Form angewendet wird (s. Tab. 3.1).

Tabelle 3.1 Beispielhafte Situationsanalyse zum Bedrohungssystem

Situation/Kontext, in dem ich mich in Gefahr/bedroht fühle	Bedrohungsassoziierte Gedanken, Bilder, Erinnerungen; Aufmerksamkeitsfokus	Bedrohungsassoziierte Emotionen und Körperempfindungen	Bedrohungsassoziiertes Verhalten und Impulse
Referat im Studium halten	▶ *Ich werde mich verhaspeln.* ▶ *Die anderen finden mich peinlich.* ▶ *Sie werden nichts mit mir zu tun haben wollen.* ▶ *Ich bin allein, wie immer.* ▶ *Ich bin ein Versager.* *Überprüfen des eigenen Verhaltens*	▶ *Angst* ▶ *Unsicherheit* ▶ *Zittern in den Knien und Händen* ▶ *Gedankenrasen* ▶ *Tunnelblick* ▶ *Herzrasen*	▶ *Absagen des Referats* ▶ *Impuls, das gesamte Studium aufzugeben* ▶ *Rückzug von Kontakten* ▶ *Selbstbestrafung durch Fasten*

Das Vorgehen der beiden anderen Affektsysteme sollte hier genau gleich erfolgen.

3.4 Fallkonzeption

Die Fallkonzeption und Erarbeitung eines Störungsmodells in der Compassion Focused Therapy ähnelt dem Vorgehen in vielen Modellen der Kognitiven Verhaltenstherapie. Zentrale Elemente finden sich z. B. auch bei Beck et al. (2003):

- ▶ Einschätzen des Selbst und der anderen (Ich bin …, sie sind …)
- ▶ Kernängste und -bedrohungen (z. B. vor Zurückweisung)
- ▶ grundlegende Lebensstrategien (Konfliktvermeidung, submissives Verhalten)

Der Fokus der Compassion Focused Therapy liegt dabei etwas stärker auf

- ▶ emotionalen Erinnerungen bzw. Erfahrungen,
- ▶ den emotionalen Regulationssystemen und -versuchen sowie
- ▶ den intra- und interpersonellen Konsequenzen, die sich daraus ergeben.

Die Fallkonzeption in der Compassion Focused Therapy besteht aus unterschiedlichen Bausteinen (s. a. Abb. 3.7), die im Folgenden erläutert werden:

- ▶ Hintergrund und anamnestische Einflüsse
- ▶ Kernängste und -bedrohungen
- ▶ Coping und Sicherheitsstrategien
- ▶ Unbeabsichtigte Konsequenzen
- ▶ Bezug auf das eigene Selbst

Hintergrund und anamnestische Einflüsse
Hier liegt der Schwerpunkt auf Erfahrungen und emotionalen Erinnerungen, die besonders in Verbindung mit dem Bedrohungssystem stehen. Neben traumatischen Erfahrungen und ungünstigen Bindungserfahrungen kann eine Vielzahl von interpersonellen Interaktionen mit z. B. Eltern, Geschwistern, Peers relevant sein. Bedeutsam ist hier, wie gut man Erfahrungen von Sicherheit und des »Umsorgt-worden-Seins« machen konnte, da dies starken Einfluss auf die Möglichkeit zur Selbstregulation und -beruhigung hat. Selbstregulationskompetenz ermöglicht ein flexibles Management der Affekt-Regulationssysteme.

Für manche Patientinnen ist eine Anamnese und Thematisierung ihrer emotionalen Erfahrungen oft sehr aversiv und schwierig. Gleichzeitig soll dies nicht ausschließlich ein Zusammentragen von Fakten sein, sondern vielmehr die therapeutische Möglichkeit bieten, Erfahrungen der Patientinnen mitfühlend zu validieren und ihnen zu helfen, eine kohärente Geschichte und Verständnis ihrer Beschwerden zu entwickeln.

Kernängste und -bedrohungen
Im nächsten Baustein wird der Einfluss der Lernerfahrungen auf die Ausbildung von zentralen Ängsten und Sorgen betrachtet und welchen Einfluss diese auf die Aktivierung unseres Bedrohungssystems haben. Ängste und Sorgen sind hier häufig grundlegender Art, diese beinhalten z. B. Sorge vor Zurückweisung, Angst, allein zu sein, Befürchtung vor Beschämung oder potenziellem Missbrauch. In der Compassion Focused Therapy werden externale und internale Bedrohungen unterschieden. Externale Bedrohungen beziehen sich auf die äußere Welt und darauf, wie andere Menschen auf uns reagieren. Internale Bedrohungen beziehen sich z. B. auf Angst vor eigenen Emotionen (z. B. Angst vor der Angst oder Sorge, wieder depressiv zu werden), Erinnerungen (z. B. im Rahmen einer PTBS) oder auch Unsicherheit bzgl. der eigenen Identität.

Coping und Sicherheitsstrategien
Im Umgang mit externalen und internalen Bedrohungen werden unterschiedliche Strategien angewendet, um Stress zu reduzieren und Sicherheit herzustellen. Diese Strategien sind oft über viele Jahrzehnte trainiert und treten automatisch in bestimmten Bedrohungssituationen auf. Sie unterscheiden sich bei externaler oder internaler Bedrohung. Typische dysfunktionale Reaktionen sind sozialer Rückzug (Flucht), aggressives Verhalten (Kampf), Unterwerfung (Freezing), Selbst-Beschämung, Dissoziation, Ablenkung oder Substanzmissbrauch. Kurzfristig haben die Strategien ganz im Sinne einer negativen Verstärkung häufig einen Nutzen, z. B. im Sinne der Emotionsregulation.

Unbeabsichtigte Konsequenzen
Das Zusammenspiel aus Kernbedrohungen und den adaptiven Versuchen, mit diesen einen Umgang zu finden, führt häufig zu ungewollten Konsequenzen. So kann die Angst vor Zurückweisung ein Verhaltensmuster von submissivem Verhalten mit sich bringen, das möglicherweise zur Folge hat, dass eigene Bedürfnisse dauerhaft ignoriert werden und gesunde Arten von Selbstbehauptung und Selbstfürsorge nicht gut gelernt werden können.

Bezug auf das eigene Selbst

Das Zusammenspiel aus Sicherheits- und Copingstrategien mit unbeabsichtigten Konsequenzen hat häufig Auswirkungen auf das Selbstkonzept von Patienten (z. B. »Ich bin nicht liebenswert«, »Ich bin schwach«). Diese erzeugen dann aufrechterhaltende Rückkopplungen (Loops), die wiederum Kernängste und Bedrohungen verstärken können.

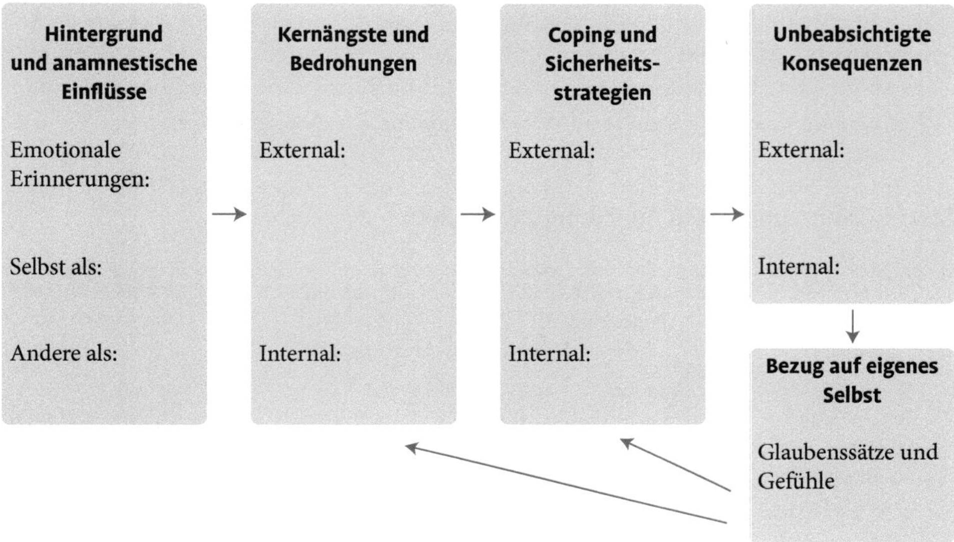

Abbildung 3.7 Aufbau einer Fallkonzeption in der Compassion Focused Therapy

Die Fallkonzeption ist ein fortlaufender Prozess, der sich während der therapeutischen Zusammenarbeit immer wieder ergänzt und verändert.

Fallbeispiel • Fallkonzeption Lisa

Lisa ist eine junge Frau Mitte Zwanzig, die unter wiederkehrenden depressiven Beschwerden und sozialen Ängsten leidet. Im Kontakt mit ihr wird schnell deutlich, dass Lisa extrem kritisch mit sich und den eigenen Schwierigkeiten umgeht und Probleme meist auf sich selbst und mangelnde Fähigkeiten, aber auch ein generelles Konzept von »nicht richtig und makelbehaftet zu sein« zurückführt. Lisa wuchs bei ihrer alleinerziehenden Mutter auf, die Eltern hatten sich getrennt, als Lisa ein Baby war. Zum Vater bestand lange kein Kontakt, da der Vater diesen nicht wünschte. Lisa erlebte ihre Mutter in der Erziehung als streng, kritisch und oft unberechenbar. Sie habe immer das Beste für Lisa gewollt und habe viel Leistung und Gehorsam von ihr gefordert. In der Schule fühlte sich Lisa meist als Außenseiterin und wurde aufgrund ihrer roten Haare gehänselt. Gleichzeitig entwickelte sich ein tiefer Wunsch, zu ihren Mitschülerinnen dazuzugehören und Teil der Clique zu sein. Ihre große Sorge war es, allein zu bleiben. Lisa versuchte Kontakt und Bindung herzustellen, u. a. dadurch, immer freundlich und zurückhaltend zu sein und den anderen möglichst zuzustimmen. Wenn möglich, machte sie ihren Mitschülerinnen kleine Geschenke, um gemocht zu werden. Diese Verhaltensweisen ziehen sich bis ins Erwachsenalter, wo sie ähnliches Verhalten in Partnerschaften und im Arbeitskontext zeigt. Diese Strategien führen für sie aber auch immer wieder dazu, dass sie Schwierigkeiten hat, einen Zugang zu eigenen Wünschen und Bedürfnissen zu entwickeln. Sie fühlt ständig Anspannung und Angst, Dinge nicht richtig zu machen, sodass sich andere von ihr abwenden könnten. Gleichzeitig hat sie oft das Gefühl, durch ihr Verhalten komisch, uncool und anbiedernd zu wirken, was ihr wiederum große Sorge macht, dass sich andere daraufhin von ihr abwenden könnten.

Lisas Fallkonzeption ist in Abbildung 3.8 zu sehen.

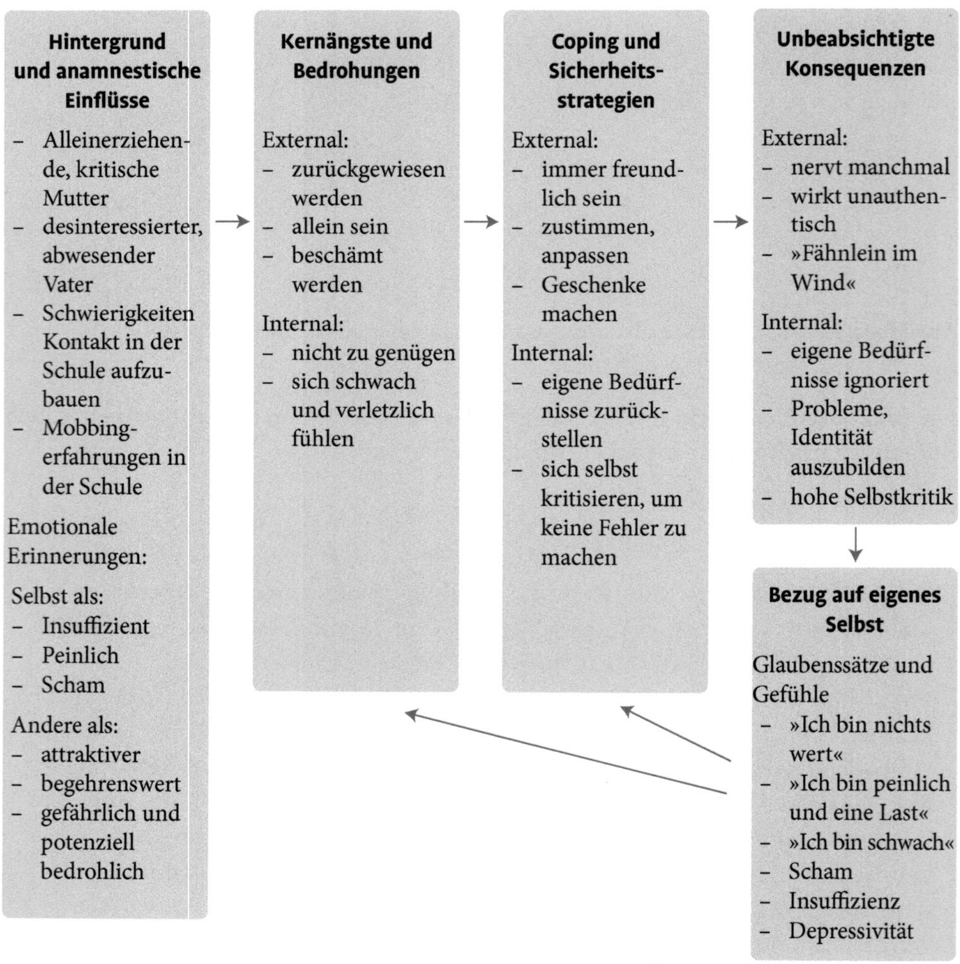

Abbildung 3.8 Fallkonzeption Beispielpatientin Lisa

3.5 Blockaden, Ängste und Widerstände

Vielen Menschen fällt es schwer, hilfreiche und unterstützende Motive für sich und andere zu entwickeln. Dies hängt häufig mit sozialen Lernerfahrungen und fehlenden funktionalen Modellen zusammen. Dennoch lohnt es sich, noch stärker auf der Prozessebene zu schauen, welche Gründe und aufrechterhaltenden Bedingungen es für diese Schwierigkeiten gibt. Das explizite Thematisieren von Blockaden und Ängsten vor Mitgefühl ist ein Teil der Psychoedukation der Compassion Focused Therapy.

Einige der häufigsten Blockaden und Ängste vor Mitgefühl werden im Folgenden erläutert.

3

»Ich habe es nicht verdient«

Eine häufige Angst vor Mitgefühl hängt damit zusammen, zu denken, Mitgefühl nicht verdient zu haben. Dies geht meist mit intensiver Selbstkritik und Schuldgefühlen einher. Dabei ist die Annahme, Mitgefühl nicht zu verdienen, mit Annahmen verbunden, grundsätzlich defizitär zu sein oder real Schuld auf sich geladen zu haben. Hier kann es hilfreich sein zu erarbeiten, wann zum ersten Mal diese Gedanken und Gefühle aufgetreten sind. Häufig hängt es mit signifikanten Lernerfahrungen mit z. T. engen Bezugspersonen zusammen.

Hilfreich ist ggf. auch die Frage, welche Angst durch den Gedanken hervorgerufen wird, etwas (Mitgefühl) zu bekommen für etwas, das man nicht verdient hat. Manchmal berichten Patientinnen, dass man sich Mitgefühl zunächst verdienen müsse (z. B. Irons & Beaumont, 2017).

In der Regel bietet sich bei dieser Blockade direkt die Möglichkeit, sich mit einer mitfühlenden Haltung und Perspektive zu begegnen und zu versuchen, gütig mit sich und den Schwierigkeiten, Mitgefühl zu entwickeln, umzugehen. Dies ist auf jeden Fall ein Ansatz, der ausprobiert werden sollte.

Mitgefühl erweckt traurige, schmerzhafte Erinnerungen

Mitunter kann die Aktivierung von Mitgefühl schmerzhafte Erinnerungen triggern. Beispielsweise können Erinnerungen an Menschen oder Haustiere, die mitunter bereits verstorben sind und mit denen man jedoch in besonderem Maße Mitgefühl verbindet, aktiviert werden. Typisch ist auch, dass die Erkenntnis über mangelndes Mitgefühl und Fürsorge von Eltern und Freunden zum Erleben von Traurigkeit und Wut führen kann. Der Impuls ist meist, solche Gefühle und damit auch die Arbeit an Mitgefühl zu vermeiden. Dies ist natürlich und menschlich, wird jedoch eigenes Leid dauerhaft nicht lindern.

Hierfür braucht es einen therapeutischen Rahmen und Fertigkeiten auf Seiten des Patienten, um diese schwierigen Emotionen und Erinnerungen handhaben zu lernen. Dies ist ein wichtiger Lernprozess.

Hilfreich ist es, Patientinnen zu verdeutlichen, dass es nicht sinnvoll ist, Mitgefühl schnell erzwingen zu wollen.

Tipp • Metapher des Hefeteigs nutzen

Ein guter Hefeteig braucht seine Zeit und lässt sich nicht wirklich von außen beschleunigen. Ähnlich wie bei der Kultivierung von Mitgefühl operiert hier ein natürlicher Prozess. Auch hier geht es darum, sich mit Nachsicht und Verständnis zu begleiten.

Mitgefühl kann alte Verhaltensschemata aktivieren

Manchmal haben Patientinnen früh gelernt, dass sie nur für Sicherheit sorgen können, wenn sie sich von anderen Menschen isolieren und abwenden. Für diese Patientinnen ist das Erleben von positiven Emotionen und der Selbstöffnungsprozess im Rahmen der therapeutischen Beziehung extrem ambivalent und lerngeschichtlich angstbesetzt. Dies kann den therapeutischen Prozess in der Compassion Focused Therapy deutlich stören.

Gilbert (2009) beschreibt dieses Zusammenspiel aus vermeintlich positiven Erfahrungen in der Therapie und in Interaktion mit der Therapeutin und einer gleichzeitig auftretenden Aktivierung des Bedrohungssystems in Anlehnung an John Bowlby (s. Abb. 3.9).

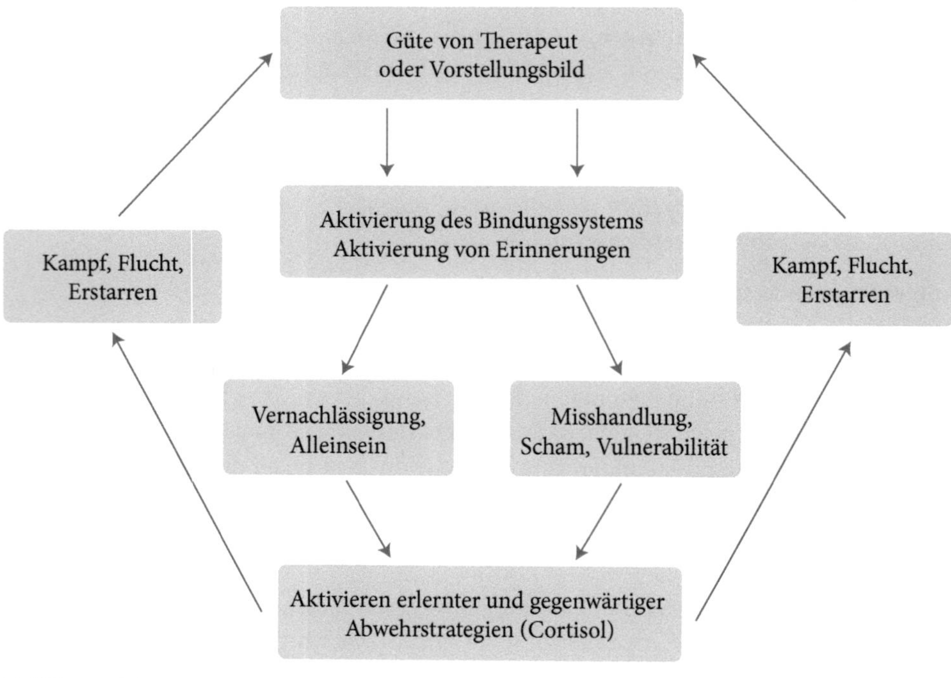

Abbildung 3.9 Zusammenspiel von positiven Therapieerfahrungen und Aktivierung des Bedrohungssystems

Mitgefühl ist unvertraut

Mitunter ist Mitgefühl für manche Patienten eine vollkommen neue Erfahrung und fühlt sich damit ungewohnt und nicht richtig an. Es verunsichert sie und kann dazu führen, dass sie initial wenig Vertrauen in die Übungen entwickeln oder diese bereits früh abbrechen. Therapeutisch ist es hilfreich, solche Prozesse zu Beginn der Arbeit an Mitgefühl zu besprechen. Im Gruppensetting ist dies z. B. gut aufgreifbar, da oft mehrere Patienten ähnliche Schwierigkeiten haben und darüber in einen konstruktiven Austausch kommen können. Erlernen von Mitgefühl ist Training und kann mit Fahrradfahren o.ä. verglichen werden (vgl. Irons & Beaumont, 2017).

In der therapeutischen Arbeit bietet sich bei den auftretenden Schwierigkeiten, Blockaden und Ängsten meist die direkte Möglichkeit, einen mitfühlenderen Umgang zu besprechen und zu üben.

4 Compassionate Mind Training: den Fokus auf die Veränderung legen

4

Was ist bis hierhin passiert? In der Psychoedukation wird viel Wert darauf gelegt, die Gemeinsamkeit menschlichen Leids, dessen Beeinflussung durch evolutionäre Prozesse und die Entwicklung unseres »Tricky Brains« sowie die Rolle unserer sozialen Lernerfahrungen zu erläutern. Bevor mit dem interventionsorientierten therapeutischen Teil begonnen wird, geht es zunächst darum (s. Kap. 3), eigene Schwierigkeiten und Probleme vor dem Hintergrund der Informationen über u. a. die eigene psychische Erkrankung und deren Beeinflussung durch evolutionäre und Lernprozesse einzuordnen. Dieses Wissen soll die intuitive Weisheit des Patienten fördern, sich selbst für seine Probleme zu entschulden (»Es ist nicht meine Schuld«). Dies ist von großer Bedeutung, da Schuldaffekte meist eine Veränderung und Hinwendung zu Mitgefühl verhindern. Die emotionale Einsicht, nicht schuld zu sein, löst häufig starke Affekte von Traurigkeit oder Wut aus. Nicht selbst schuld zu sein, nimmt auch immer ein wenig wahrgenommene Kontrolle über die gemachten Erlebnisse und lässt die Erkenntnis zurück, sich mit einer teils willkürlichen Welt konfrontiert zu sehen. Dies kann ein signifikanter Moment im therapeutischen Prozess sein: sich nicht selbst zu beschuldigen und für die gemachten Erfahrungen zu entwerten, sondern die Traurigkeit und Ungerechtigkeit anzuerkennen und sich diesen zu stellen.

Den Fokus auf die Linderung und Veränderung von Leid legen

Im Fokus der Compassion Focused Therapy stehen die Linderung und Veränderung von Leid. Hier bedarf es zunächst der expliziten Erlaubnis, sich und anderen mit mehr Mitgefühl zu begegnen.

In der therapeutischen Praxis haben sich dafür zwei Metaphern bewährt:

- Der Geist als Garten
- Die zwei Wölfe in der Brust

Unser Geist ist wie ein Garten

Stellen Sie sich vor, Ihr Geist wäre wie ein Garten, bei dem Sie sich nicht aussuchen konnten, welche Samen in die Blumenbeete eingepflanzt wurden. Jedoch können Sie sich heute entscheiden, welchen der gewachsenen Pflanzen Sie sich zuwenden wollen und sie kultivieren und pflegen wollen und welche Sie bewusst vernachlässigen möchten und sie ggf. eingehen lassen möchten.

Zwei Wölfe in meiner Brust

Ein kleiner Junge sitzt mit seinem Großvater am Lagerfeuer. Der Großvater erzählt: »Weißt du, ich habe zwei Wölfe in meiner Brust. Einer ist voller Wut und Ärger, bereit zu kämpfen und zu töten – der andere ist voller Güte, Wärme und Mitgefühl und bereit, andere zu unterstützen.«

Daraufhin fragt der kleine Junge: »Welcher der beiden Wölfe wird gewinnen und überleben?«

»Der, den ich füttere und pflege«, antwortet der Großvater.

Die Übernahme von Verantwortung und das Commitment, sich neuem Verhalten und Erleben zuzuwenden, ist schwierig und braucht häufig Unterstützung. Dies ist meist kein linearer Prozess, sondern unterliegt vielmehr großen Schwankungen.

Neben der Psychoedukation gibt es in der Compassion Focused Therapy einen zweiten Teil, der in diesem Kapitel thematisiert wird: das *Compassionate Mind Training*. Dies ist ein hilfreicher Begriff, da er die Wichtigkeit von Wiederholungen, Versuchen und auch ein wenig Technik-Training beinhaltet. Im Rahmen der therapeutischen Arbeit sollte man immer wieder betonen, dass die Kultivierung von Mitgefühl weniger ein Erkenntnis-, sondern vielmehr ein Trainingsaspekt ist. Ohne ein kontinuierliches Üben ist eine dauerhafte Veränderung des eigenen Mitgefühls kaum möglich. Hier können Patientinnen unterstützend darüber informiert werden, dass sich diese Trainingsprozesse letztlich in neuroanatomischen Veränderungen des Gehirns widerspiegeln können (Stichwort: neuronale Plastizität) und diese Veränderungen sich durch eine fortschreitende Übungspraxis fördern lassen.

Im Folgenden wird auf wichtige Aspekte für die Kultivierung von Mitgefühl eingegangen:

- Achtsamkeit
- Commitment für Mitgefühl
- Aktivierung eines Fürsorge-Systems
- Arbeit mit Imagination (u. a. Mitfühlender Begleiter, Mitfühlendes Selbst)
- Mitfühlendes Briefeschreiben
- Mitfühlendes Verhalten lernen

Diese sind jeder für sich sehr bedeutsam, entfalten jedoch im Zusammenspiel ihre heilsame Wirkung.

4.1 Achtsamkeit

Eine Grundfertigkeit in der Kultivierung von Mitgefühl ist Achtsamkeit. Unter Achtsamkeit versteht man, die eigene Aufmerksamkeit absichtsvoll und nicht wertend auf das bewusste Erleben des gegenwärtigen Moments, des Hier und Jetzt, zu richten (nach Kabat-Zinn, 1990). Wie im Tricky-Brain-Paradigma (s. Abschn. 3.2.2) erläutert, tendiert unser Geist dazu, über Vergangenes zu grübeln oder Zukünftiges zu katastrophisieren. Dies ist mitunter ein aufrechterhaltender Mechanismus für selbstkritisches Denken, Selbstwertprobleme und Depressivität.

Achtsamkeit ist für die Compassion Focused Therapy aus verschiedenen Gründen von großer Bedeutung. Zum einen hilft sie dabei, ein Bewusstsein für physiologische, kognitive und emotionale Prozesse zu erlangen und diesen damit nicht unwissend und hilflos ausgeliefert zu sein. Zum anderen erhält man dadurch einen Zugang zur Funktionsweise des Gehirns – was eine perspektivische Distanzierung von Denkprozessen und -inhalten ermöglicht.

Soziale Achtsamkeit. Ein Aspekt, der in der Compassion Focused Therapy betont wird und der über das traditionelle Konzept der Achtsamkeit hinausgeht, ist die soziale Achtsamkeit. Darunter versteht man das Bewusstsein über den Geist des »anderen« als ein mit einem selbst interagierendes Wesen. Dies wiederum erfordert Empathie und Mentalisierungsfähigkeit als Grundkompetenzen, die im Rahmen der therapeutischen Prozesse ebenfalls geübt und reflektiert werden sollen.

Wichtig

Aufmerksamkeitsfokussierung fungiert wie ein Vergrößerungsglas für Empfindungen.

Eine mögliche Übung zum Einstieg in die achtsame Wahrnehmung innerer emotionaler Zustände könnten die folgende sein.

Übung • Erinnerung an eine Situation, in der ich glücklich war

Suchen Sie sich zur Durchführung der Übung am besten einen ruhigen und sicheren Ort aus, an dem Sie ungestört sind.

Nehmen Sie zunächst eine bequeme und würdevolle Sitzposition ein. Rücken Sie z. B. an die Kante Ihres Stuhls und richten sich auf, sodass Sie ein Gefühl der Stärke und Souveränität haben. Wenn Sie mögen, schließen Sie Ihre Augen oder schauen Sie auf einen festen Punkt auf dem Boden oder an der Wand.

[Pause]

Nehmen Sie sich einen Moment Zeit, um in Ihrer Sitzposition anzukommen. Spüren Sie, wie beide Füße fest auf dem Boden stehen und Ihre Hände locker in Ihrem Schoß gefaltet sind oder auf Ihren Oberschenkeln oder Knien aufliegen.

[Pause]

Denken Sie nun an eine Situation, in der Sie sich glücklich gefühlt haben. Halten Sie diese Erinnerung für ca. 30 Sekunden fest.

[Pause]

Lenken Sie nun die Aufmerksamkeit auf Ihren Körper und Ihr inneres Erleben. Was nehmen Sie wahr? Was spüren Sie? In welchen Bereichen Ihres Körpers können Sie etwas spüren? Wie fühlt sich das an? Versuchen Sie, Ihr Erleben zu beschreiben.

Im Kontrast hierzu bietet sich nun die nächste kleine Übung an.

Übung • Erinnerung an eine Situation, in der ich wütend war

Suchen Sie sich zur Durchführung der Übung am besten einen ruhigen und sicheren Ort aus, an dem Sie ungestört sind.

Nehmen Sie zunächst eine bequeme und würdevolle Sitzposition ein. Rücken Sie z. B. an die Kante Ihres Stuhls und richten sich auf, sodass Sie ein Gefühl der Stärke und Souveränität haben. Wenn Sie mögen, schließen Sie Ihre Augen oder schauen Sie auf einen festen Punkt auf dem Boden oder an der Wand.

[Pause]

Nehmen Sie sich einen Moment Zeit, um in Ihrer Sitzposition anzukommen. Spüren Sie, wie beide Füße fest auf dem Boden stehen und Ihre Hände locker in Ihrem Schoß gefaltet sind oder auf Ihren Oberschenkeln oder Knien aufliegen.

[Pause]

Denken Sie nun an eine Situation, in der Sie sich wütend gefühlt oder geärgert haben. Halten Sie diese Erinnerung für ca. 30 Sekunden fest.

[Pause]

Lenken Sie nun die Aufmerksamkeit auf Ihren Körper und Ihr inneres Erleben. Was nehmen Sie wahr? Was spüren Sie? In welchen Bereichen Ihres Körpers können Sie etwas spüren? Wie fühlt sich das an? Versuchen Sie, Ihr Erleben zu beschreiben (nach Irons & Beaumont, 2017).

Wahrscheinlich haben Sie einen deutlichen Unterschied zwischen den beiden Übungen bemerkt. Sie können hier bemerken, wie gut es Ihnen gelingt, gezielt Ihre Aufmerksamkeit auf emotionale Ereignisse zu fokussieren.

Phänomen des ungezähmten Geistes

Häufig tritt bei diesen und ähnlichen Übungen das Phänomen des »ungezähmten Geistes« oder auch des »wandering mind« auf. Unsere Gedanken neigen dazu, abzuschweifen und zu unterschiedlichen, oft alltäglichen Themen zu wechseln. Dies ist ein normaler Prozess, den wir nicht verhindern können. Unsere kognitive Aktivität lässt sich nicht kontrollieren (z. B. Tanner, 2015); diese Erkenntnis ist z. B. nicht nur in der Arbeit mit Patientinnen mit Zwangsgedanken relevant, sondern auch eine grundlegende Erkenntnis für die Compassion Focused Therapy. Häufig bewerten Patientinnen das Abschweifen der Gedanken während Achtsamkeitsübungen als Misserfolg oder eigene Inkompetenz. Um dies zu verhindern, ist ein klares Besprechen des Phänomens des »ungezähmten Geistes« besonders wichtig.

Um dieses Phänomen näher zu explorieren, bietet sich folgende kleine Übung an (angelehnt an Tanner, 2015).

Übung • Dem ungezähmten Geist begegnen

Suchen Sie sich zur Durchführung der Übung am besten einen ruhigen und sicheren Ort aus, an dem Sie ungestört sind.

Nehmen Sie zunächst eine bequeme und würdevolle Sitzposition ein. Rücken Sie z. B. an die Kante Ihres Stuhls und richten sich auf, sodass Sie ein Gefühl der Stärke und Souveränität haben. Wenn Sie mögen, schließen Sie Ihre Augen oder schauen Sie auf einen festen Punkt auf dem Boden oder an der Wand.

Beobachten Sie, was passiert, wenn Sie so sitzen und nichts weiter tun. Erlauben Sie sich, ganz präsent zu sein. Vielleicht bemerken Sie nach kurzer Zeit, wie Ihre Gedanken abschweifen, wie Sie etwas planen, sich an etwas erinnern oder auch, wie Sie müde werden oder Ihnen langweilig wird.

Sofern Sie dies bemerken, bringen Sie ihre Aufmerksamkeit einfach wieder auf das Sitzen im Hier und Jetzt zurück. Wiederholen Sie dies jedes Mal, wenn Sie ein Abdriften Ihres Geistes bemerken.

Diese Übung ist psychotherapeutisch sehr lehrreich, da sie uns zeigt, dass unser Geist dazu neigt, sich mit vorwiegend unangenehmen Inhalten, Problemen und Schwierigkeiten zu beschäftigen, sofern wir ihn einfach machen lassen. Dies hat evolutionär betrachtet durchaus seinen Sinn und fungiert nach dem »Better-safe-than-sorry«-Prinzip unseres Bedrohungs- und Schutzsystems. Es zeigt uns aber auch, dass wir es uns nicht leisten können, unseren Geist und unsere Gedanken unbeeinflusst agieren zu lassen, wenn wir gezielt mitfühlende Motive kultivieren wollen. Es erfordert die bewusste und intentionale Lenkung unserer Aufmerksamkeit und unserer Gedanken.

Achtsames, bewertungsfreies Wahrnehmen

Neben dem Trainieren von achtsamer Wahrnehmung für die eigenen Gedanken und eigenes inneres Erleben ist ein weiterer wichtiger Aspekt das achtsame, bewertungsfreie Wahrnehmen der äußeren Umwelt.

Eine Übung, mit der dies einfach geübt werden kann, ist die folgende.

Übung • Achtsam hören

Suchen Sie sich zur Durchführung der Übung am besten einen ruhigen und sicheren Ort aus, an dem Sie ungestört sind.

Nehmen Sie zunächst eine bequeme und würdevolle Sitzposition ein. Rücken Sie z. B. an die Kante Ihres Stuhls und richten sich auf, sodass Sie ein Gefühl der Stärke und Souveränität haben. Wenn Sie mögen, schließen Sie Ihre Augen oder schauen Sie auf einen festen Punkt auf dem Boden oder an der Wand.

Richten Sie Ihre Aufmerksamkeit nach außen. Werden Sie sich zunehmend der Geräusche um Sie herum bewusst. Versuchen Sie diese Geräusche nur wahrzunehmen. Lassen Sie die Geräusche zu Ihnen kommen und nehmen Sie diese in all ihren Facetten wahr (Tonhöhe, Frequenz, Lautstärke etc.).

Achten Sie darauf, ob Ihre Gedanken und Ihre Aufmerksamkeit abschweifen – und falls dem so ist, bringen Sie sie mit Güte zurück zu den Geräuschen um Sie herum.

Versuchen Sie nun als nächstes Ihre Aufmerksamkeit gezielter einem spezifischen Geräusch um Sie herum zuzuwenden. Versuchen Sie dies für die nächsten 60 Sekunden zu fokussieren und nutzen Sie dies als Anker und Fixpunkt für Ihre Aufmerksamkeit.

Probieren Sie als nächstes noch einmal zu allen Geräuschen im Raum zurückzukommen und versuchen Sie nun Ihre Aufmerksamkeit auf alle Geräusche gleich zu verteilen.

Wiederholen Sie diese Wechsel – fokussieren Sie auf ein einzelnes Geräusch und kehren Sie wieder zu allen Geräuschen zurück (nach Irons & Beaumont, 2017).

Selbstreflexion

Was fällt Ihnen auf, wenn Sie als Therapeutin diese Übung selbst durchführen? Was bemerken Sie?

Achtsames Atmen

Ein zentraler Fokus in vielen Achtsamkeitsansätzen ist die Atmung. Achtsames Atmen ist eine zentrale Technik und bereitet in der Compassion Focused Therapy auf die zentrale Übung des Soothing Rhythm Breathing vor.

Übung • Achtsam atmen

Suchen Sie sich zur Durchführung der Übung am besten einen ruhigen und sicheren Ort aus, an dem Sie ungestört sind.

Nehmen Sie zunächst eine bequeme und würdevolle Sitzposition ein. Rücken Sie z. B. an die Kante Ihres Stuhls und richten sich auf, sodass Sie ein Gefühl der Stärke und Souveränität haben. Wenn Sie mögen, schließen Sie Ihre Augen oder schauen Sie auf einen festen Punkt auf dem Boden oder an der Wand.

Richten Sie Ihre Aufmerksamkeit nach innen und nehmen Sie wahr, was Sie in Ihrem Körper spüren können. Achten Sie z. B. darauf, wie Ihre Füße auf dem Boden aufstehen. Achten Sie auf die Position Ihrer Hände, wie sie z. B. im Schoß gefaltet sind oder locker auf Ihren Oberschenkeln oder Knien aufliegen.

Erlauben Sie Ihren Empfindungen, so zu sein, wie sie sind.

Richten Sie Ihre Aufmerksamkeit auf Ihre Atmung. Achten Sie darauf, was Sie bei Ihrer Atmung wahrnehmen können. Vielleicht spüren Sie, wie sich Ihr Bauch und Brustkorb beim Einatmen leicht heben und beim Ausatmen wieder senken. Vielleicht spüren Sie, wie die Luft kühl durch die Nase in den Körper einströmt und ihn leicht erwärmt wieder verlässt.

Kehren Sie mit Ihrer Aufmerksamkeit zu Ihrem Atem zurück, wenn Sie bemerken, dass Ihr Geist und Ihre Gedanken abschweifen.

Bleiben Sie für ein paar Minuten bei Ihrer Atmung, beenden Sie anschließend die Übung und bringen Sie Ihre Aufmerksamkeit wieder zurück in den Raum.

Eine weiterführende Übung, die in der Compassion Focused Therapy gut verwendet werden kann, ist die bekannte Achtsamkeitsübung des Body Scans (nach Stocker et al., 2015).

Übung • Body Scan

(1) Ankommen im Moment

Finden Sie für die Übung einen ruhigen Platz, an dem Sie sich geborgen fühlen und wo Sie nicht gestört werden. Sie können sich auf den Rücken legen, auf eine Matte oder eine dicke Decke … vielleicht mit einem Kissen unter dem Kopf oder den Knien und so, dass der Körper warm bleibt. … Wenn Sie nicht gut auf dem Rücken liegen können, fühlen Sie sich frei, eine andere Lage zu wählen, die bequem für Sie ist. Die Beine sind ausgestreckt, wenn das angenehm ist, und die Füße dürfen nach außen sinken.

Die Arme liegen neben oder auf dem Körper … und wenn es stimmig für Sie ist, erlauben Sie den Augen, sich sanft zu schließen.

Sie können sich noch einmal bewusst machen, dass die Zeit für diese Übung eine Zeit ist, die Sie sich selbst schenken. Zeit, um Pause zu machen vom Beschäftigt-

Sein, vom Tun … und um auf freundliche und interessierte Weise Kontakt mit sich selbst aufzunehmen … und Ihre körperliche Lebendigkeit zu spüren.

Es ist gut zu wissen, dass es bei dieser Übung nichts zu leisten oder zu erreichen gibt. Und es geht auch nicht darum, zu entspannen oder ruhig zu werden. Was wir üben ist, die Aufmerksamkeit bewusst zu lenken, um die Empfindungen in den verschiedenen Teilen des Körpers wahrzunehmen und anzunehmen, was gerade da ist – ganz egal, ob eine Erfahrung gerade angenehm oder weniger angenehm ist.

Während der Übung werden wahrscheinlich immer wieder Gedanken im Geist aufsteigen. Das ist ganz natürlich. … Wenn Sie merken, dass Sie denken, können Sie sich dafür entscheiden, die Gedanken jetzt nicht weiterzudenken.

Erlauben Sie den Gedanken, vorüberzuziehen wie Wolken am Himmel … und bringen Sie die Aufmerksamkeit dann sanft und doch klar zurück zum Körper … spüren Sie, wie Ihr Körper jetzt hier sitzt oder liegt.

Vielleicht möchten Sie auch noch etwas an Ihrer Haltung verändern, um es sich noch bequemer zu machen.

Gibt es irgendwo Spannung, die jetzt eigentlich nicht mehr nötig wäre, und die sich vielleicht lösen darf, wenn Sie sie bemerken? Sie dürfen sich tragen lassen von der Unterlage.

Wenden Sie sich selbst nun ganz bewusst zu und spüren Sie, wie Sie jetzt hier sitzen oder liegen. … Vielleicht fühlen Sie sich angespannt … oder ruhig und entspannt … vielleicht müde oder schläfrig … Was auch immer Sie spüren: Sie müssen nichts tun, nichts verändern. Alles darf genau so sein, wie es ist.

(2) Atem spüren

Und wenn Sie so weit sind: Fühlen Sie sanft, wie der Körper atmet. … Wo fühlen Sie den Atem am lebendigsten? … Vielleicht spüren Sie, wie sich der Bauch oder Brustkorb beim Einatmen weitet … und beim Ausatmen zurücksinkt … vielleicht spüren Sie die Berührung der Luft im Bereich der Nase … erlauben Sie dem Atem, auf seine eigene Weise ein- und auszufließen … sich atmen lassen … und spüren, wie es geschieht. Reiten Sie mit der Aufmerksamkeit auf den Wellen der Atmung, wie ein kleines Blatt, das auf der Oberfläche eines Sees schwimmt.

(3) Füße und Beine

Und wenn Sie bereit sind, lassen Sie die Aufmerksamkeit zu den Zehen des linken Fußes fließen … spüren Sie den großen Zeh … den kleinen Zeh und die Zehen dazwischen. Werden Sie sich bewusst, welche Körperempfindungen dort spürbar sind … ganz normale Körperempfindungen. Vielleicht ist da ein Prickeln, ein Jucken, Wärme oder Kühle, ein Pochen … und wenn Sie nichts fühlen, dann ist das genauso in Ordnung. Dann können Sie sich einfach bewusst sein, wie sich dieses Nichts-Fühlen anfühlt.

Fließen Sie weiter mit der Aufmerksamkeit zur linken Fußsohle … mit ihren Wölbungen … ihren Rändern. Dann die Ferse … vielleicht die Stelle, wo sie die Unterlage berührt. Dann sanft durch den Fuß hindurchgleiten mit der Aufmerksamkeit und den Fußrücken spüren … sich bewusst werden, was Sie dort spüren … oder vielleicht auch nicht spüren …

Dann weiter zum linken Fußgelenk … mit dem Außenknöchel … dem Innenknöchel … und auch ins Gelenk hinein spüren … und dann den ganzen linken Fuß mit allen Empfindungen wahrnehmen … Und dann weiter hinaufgleiten zum linken Unterschenkel … Spüren Sie die Rundung der Wade … vielleicht Kontakt mit dem Boden … Dann durch den Unterschenkel hindurchgleiten und das Schienbein fühlen … und dann alle Empfindungen im linken Unterschenkel spüren.

4

Empfindungen an der Oberfläche und auch in der Tiefe.

Lassen Sie dann die Aufmerksamkeit weiter hinauf gleiten zum linken Knie … die Kniescheibe spüren … die Kniekehle … die Seiten des Knies… weiter zum linken Oberschenkel, mit seiner Rückseite … Vielleicht gibt es Kontakt mit der Unterlage … und dann hindurch fließen durch den linken Oberschenkel und auch die Vorderseite spüren, vom Fußgelenk bis rauf zur Hüfte … sich für die Empfindungen im ganzen linken Bein öffnen … ihre Lebendigkeit …

Lassen Sie die Aufmerksamkeit von der linken Hüfte hinüber zur rechten Hüfte gleiten … und das ganze rechte Bein hinunter, bis zu den Zehen des rechten Fußes. Sie können sich überraschen lassen, was hier spürbar ist … vielleicht die große Zehe … den kleinen Zeh … die Zehen dazwischen … Vielleicht spüren Sie auch die Zwischenräume zwischen den Zehen … Fließen Sie weiter zur rechten Fußsohle … mit ihren Wölbungen … Rändern … Dann weiter zur rechten Ferse … vielleicht gibt es Empfindungen von Kontakt zum Boden … und dann durch den Fuß hindurchfließen und den rechten Fußrücken spüren …

Wandern Sie weiter nach oben, zum rechten Fußgelenk … den Außenknöchel spüren … den Innenknöchel … und auch ins Gelenk hinein …

Dann den ganzen rechten Fuß spüren … von den Zehenspitzen bis rauf zum Fußgelenk … Erlauben Sie den Empfindungen so zu sein, wie sie sind … sie empfangen … registrieren … ohne sich dabei anzustrengen. …

Dann dem Fuß erlauben, mehr in den Hintergrund zu treten … und weiter wandern zum rechten Unterschenkel … die Rundung der Wade … … und hindurchgleiten und das rechte Schienbein spüren … … vielleicht ist da Trockenheit spürbar … Wärme oder Kühle …

Dann langsam weiter zum rechten Knie … mit seiner Kniescheibe … der weichen Haut in der Kniekehle … die Seiten des Knies …

Dann weiter fließen zum rechten Oberschenkel mit seiner Rückseite … vielleicht gibt es Kontakt mit der Unterlage … und hindurchfließen und die Empfindungen auf der Vorderseite des Oberschenkels empfangen … vom Knie bis hinauf zur Leiste.

(4) Rumpf

Spüren Sie den Bereich zwischen rechter und linker Hüfte … den Beckenbereich … die Vorderseite des Beckens … die Genitalien … und auch die Rückseite des Beckens, die Gesäßhälften … vielleicht den Kontakt mit der Unterlage … Empfindungen von Druck vielleicht … oder Schwere …

Fließen Sie weiter mit der Aufmerksamkeit zum unteren Rücken. Öffnen Sie sich behutsam für die Empfindungen hier. Was ist spürbar? Es ist gut möglich, dass Sie bei dieser Reise durch den Körper zu Bereichen mit intensiven Empfindungen kommen … und Sie sich dann – so, wie es möglich ist – sanft für die Empfindungen öffnen … ihnen für diesen Moment erlauben da zu sein … mit ihnen atmen … und bemerken, was im Licht dieser freundlichen, nicht-urteilenden Achtsamkeit geschieht.

Vielleicht bemerken Sie Gedanken oder vielleicht auch Impulse, sich zu bewegen. Und Sie können ihnen dann erlauben, vorüberzuziehen, und zurückkommen und den Körper spüren.

Bringen Sie die Aufmerksamkeit jetzt wieder in den unteren Rücken und öffnen Sie sich für das, was dort jetzt spürbar ist … Dann weiter hinauf und den oberen Rücken spüren … die Schulterblätter … den Raum zwischen den Schulterblättern … und dann den ganzen Rücken – vom Becken bis zu den Schultern wahrnehmen … die Empfindungen empfangen … Vielleicht spüren Sie die Bewegung des Brustkorbs durch den Atem … oder den Kontakt mit der Unterlage … wach … aufmerksam … und annehmend mit den Empfindungen sein.

Die Aufmerksamkeit dann langsam hinunter zum Unterbauch fließen lassen … und die Empfindungen empfangen … dann langsam weiter zum Oberbauch … und dann den ganzen Bauchraum. … Und Sie können dem Atem erlauben auf seine Weise zu kommen und zu gehen … nichts tun müssen … nichts verändern müssen … einfach da sein mit dem Atem, wie er fließen will …

Dann weiter hinauf und den Brustkorb spüren … … vielleicht Berührung der Kleidung … oder das Herz … die Atmung.

(5) Hände und Arme

Wenn Sie so weit sind, kommen Sie mit der Aufmerksamkeit langsam zu den Schultern … und dann beide Arme hinunterfließen bis zu den Fingerspitzen beider Hände … … und die Empfindungen in den Fingerspitzen fühlen … Vielleicht ist da ein Prickeln oder Wärme oder Kühle …

Und dann weiter hinauf und alle Ihre Finger fühlen … weiter zu den Handflächen … und auch dem kleinen Raum, der immer darunter ist … … dann hindurch fließen durch die Hände und die Handrücken spüren … vielleicht den Kontakt mit der Luft … der Decke …

Dann weiter nach oben wandern und die Handgelenke spüren. … Dann weiter … zu den Unterarmen, bis hinauf zu den Ellbogen … die knöcherne Rückseite beider Ellbogen fühlen … und auch die weiche Haut in den Ellenbogen … … Dann weiter und die Empfindungen in den Oberarmen fühlen … bis zu den Achselhöhlen.

(6) Schultern, Hals und Kopf

Fließen Sie mit der Aufmerksamkeit zu den Schultern und nehmen Sie die Empfindungen im Schulter-Nacken-Bereich wahr … ein Bereich, wo sich oft Spannung sammelt … Und wie ist es jetzt dort? … Was ist spürbar? … Die Empfindungen wahrnehmen und da sein lassen …

Dann mit der Aufmerksamkeit zur Vorderseite des Halses gleiten, und die Kehle spüren … vielleicht spüren Sie auch die Luft, die ein bisschen kühler kommt, als sie geht (Stocker et al., 2015).

Durch das Training von Achtsamkeit, wie in der Übung des Body Scans, werden zentrale Fähigkeiten von Mitgefühl – u. a. Nicht-Bewerten sowie Sensibilität und Aufmerksamkeitslenkung – trainiert. Da Achtsamkeit eine hilfreiche Grundkompetenz für Mitgefühl ist, kann in der Regel ein strukturiertes Achtsamkeitstraining wie z. B. MBSR (Mindfulness Based Stress Reduction) gut mit der Compassion Focused Therapy kombiniert werden.

4.2 Commitment für Mitgefühl

Bevor die spezifischen Mitgefühlsübungen der Compassion Focused Therapy trainiert werden, ist zu empfehlen, die Motivation und den Zweck, weswegen es sich lohnen könnte, Mitgefühl zu kultivieren, genau zu besprechen. Folgende Fragen, die sich der Patient selbst stellt, können dabei im therapeutischen Prozess hilfreich sein.

- Was ist meine Motivation?
- Warum möchte ich mitfühlender mit mir und anderen werden? Mit welchen meiner Werte hängt dies zusammen?
- Welche Fähigkeiten und Ressourcen bringe ich dafür bereits mit, welche muss ich noch entwickeln?
- Was könnte mir dabei helfen, mitfühlender zu werden?
- Was könnte für mich dabei schwierig und herausfordernd werden?
- Wie könnte ich mit diesen Schwierigkeiten umgehen?

4.3 Das Fürsorge-System ausbauen

4.3.1 Arbeit mit dem Körper

Beispiel

Stellen Sie sich folgende Situation vor: Sie kommen nach einem anstrengenden Arbeitstag nach Hause. Die Rückfahrt dauerte aufgrund eines Staus deutlich länger als geplant. Sie haben es heute nicht geschafft, zu Mittag zu essen, und sind erschöpft und hungrig. Sie schließen die Haustür auf und Ihr Kind kommt auf Sie zu, um Ihnen von der ungerechten Benotung der Mathearbeit zu erzählen. Ihre Partnerin oder Ihr Partner hatte auch einen schlechten Tag und möchte sich bei Ihnen über die doofe Kollegin »auskotzen«.

Wie gut gelingt es Ihnen in der Regel, in einer solchen Situation wirklich mitfühlend mit Ihren Liebsten umzugehen? Es wäre nicht verwunderlich, wenn Sie zu dem Schluss kämen, dass es Ihnen schwerfällt, mitfühlend zu sein, wenn Sie stark gestresst und erschöpft sind.

Wenn Anspannung und Arousal zu hoch sind, ist es nahezu unmöglich, Mitgefühl zu entwickeln. Menschen reagieren in solchen Situationen automatisch genervt, abweisend und gereizt.

Um in Kontakt mit Mitgefühl kommen zu können, braucht es daher eine sichere und beruhigte physiologische Ausgangssituation. Es ist wichtig, die körperlichen Grundlagen für Mitgefühl zu schaffen. In Vorbereitung auf den beruhigenden Atemrhythmus (Soothing Rhythm Breathing) kann es hilfreich sein, folgende Aspekte mit Ihren Patienten zunächst einzeln zu betrachten und zu üben:

- Körperhaltung
- Stimmfarbe
- Gesichtsausdruck

Körperhaltung. Unsere Körperhaltung hat einen wichtigen Einfluss auf unser Befinden. Für die Aktivierung des Fürsorgesystems kann eine hilfreiche Körperhaltung während den Übungen eine wichtige Hilfe sein. Eine mögliche hilfreiche Körperposition wird in folgendem Kasten beschrieben.

Übung • Körperhaltung

Nehmen Sie sich einen Moment Zeit und suchen Sie sich einen angenehmen Platz zum Sitzen. Wenn Sie mögen, können Sie die Augen schließen. Überlegen Sie, wie Sie Ihren Körper halten würden, wenn Sie sich zuversichtlich, geerdet und offen für kommende Erfahrungen fühlen würden. Achten Sie auf die Position Ihrer Füße. Probieren Sie, wie es sich anfühlt, wenn Sie Ihre Füße zusammen oder weiter auseinander stehen lassen. Probieren Sie, wann Sie sich am stärksten zuversichtlich und geerdet fühlen.

[Pause]

Wenden Sie sich nun Ihrem Rücken und Ihren Schultern zu. Versuchen Sie gerade und aufrecht zu sitzen, so als ob ein dünner Faden Sie an Ihrem Scheitel aufrichten und leicht nach oben ziehen würde. Wie fühlt es sich an, so zu sitzen?

[Pause]

Testen Sie, wie es sich anfühlt, wenn Sie Ihre Schultern weiter entspannen und sinken lassen und Ihren Brustkorb zunehmend öffnen.

[Pause]

Bringen Sie nun alles zusammen, die Position Ihrer Füße, sicher und geerdet auf dem Fußboden stehend, die aufrechte und offene Körperhaltung Ihres Oberkörpers und beobachten Sie, wie sich diese Körperposition anfühlt.

Stimmfarbe. Der Klang und die Färbung unserer Stimme, gemeinsam mit unserem Sprechtempo, ist ein zentrales Merkmal unseres emotionalen Ausdrucks. Auch bei inneren Monologen und Selbstverbalisationen nimmt der Klang unserer Stimme einen großen Einfluss auf die Wirkung, die diese emotional auf uns haben. Häufig finden wir in der Therapie eine Diskrepanz zwischen den Inhalten der Gedanken, die häufig verständnisvoll, nachgiebig und gütig sind in der Art, »wie« diese gesprochen werden. Häufig werden diese Gedanken auf eine selbstkritische, abwertende oder gar sarkastisch-zynische Art gesprochen und entfalten so eher die Folgen starker Selbstkritik und nicht die eines hilfreichen und mitfühlenden Umgangs. Vor diesem Hintergrund wird der Stimmfarbe während der Übungen eine wichtige Rolle beigemessen.

Übung • Stimmfarbe

Stellen Sie sich vor, Sie würden ein kleines Kind trösten, das gerade hingefallen ist und sich das Knie aufgeschürft hat. Wie würden Sie das Kind beruhigen? Wie würden Sie mit dem Kind sprechen? Probieren Sie es und sprechen Sie es laut aus. Vielleicht ist Ihre Stimme etwas sanfter, tiefer und langsamer. Vielleicht sprechen Sie auch etwas leiser als normal. Experimentieren Sie ein wenig mit Ihrer Stimme, bis Sie das Gefühl haben, eine gute, tröstende Stimme gefunden zu haben.

Gesichtsausdruck. Auch die bewusste Veränderung unseres Gesichtsausdrucks kann uns helfen, von unserem Bedrohungssystem und -erleben in unser Fürsorgesystem/-erleben zu wechseln. Ein leichtes Lächeln kann einen unmittelbaren Effekt auf unsere Gefühle haben. Porges (2007) betont z. B. die Verbindung zwischen Kontraktion der Gesichtsmuskeln und der Stimulation des Vagus-Nervs und die Möglichkeit, durch den Gesichtsausdruck kongruente Emotionen zu erleben. Hier ist es sinnvoll, ein wenig zu experimentieren und sich auszuprobieren. Manche Patientinnen beschreiben es als unangenehm, zu lächeln, gerade wenn sie z. B. beruflich schon viel lächeln müssen. Wir haben in unserer Arbeit festgestellt, dass für manche Patientinnen auch ein »nach innen gerichtetes Lächeln« gut funktioniert.

4.3.2 Basis: Soothing Rhythm Breathing

In der nun folgenden Übung, dem Soothing Rhythm Breathing, können die drei Aspekte aus Abschnitt 4.3.1 nun eingesetzt werden. Soothing Rhythm Breathing kann als Basisübung für die aufbauenden Übungen in der Compassion Focused Therapy genutzt werden. Das Ziel ist hier, in einen gleichmäßigen und ruhigen Atemrhythmus zu kommen, der individuell mit Gefühlen von Sicherheit und Souveränität verbunden ist. Dies bedeutet praktisch, langsamer und tiefer zu atmen als normal. Hier gibt es natürlich große interindividuelle Unterschiede, insbesondere in den konkreten Atemraten. Für viele Menschen sind jedoch fünf bis sechs Atemzüge pro Minute eine gute Orientierung. Der Fokus liegt dabei auf der Ausatmung. Diese sollte etwas länger sein als die Einatmung.

Für einen Teil der Patienten können Atemübungen zunächst schwierig und angstauslösend sein. Dies kann verschiedene Gründe haben und mit schlechten Erfahrungen in Zuständen der vermeintlichen Entspannung zusammenhängen. Hier kann es hilfreich sein, den Patienten vorzuschlagen, die Augen während der Übung geöffnet zu lassen und/oder sich passende Diskriminations-/Sicherheitsreize im Raum zu suchen. Auch spricht nichts gegen die Verwendung von bewährten Skills während der Übung. Manche Patienten finden es auch praktikabel, die Übung mithilfe von speziellen Atem-Apps durchzuführen, die durch die jeweiligen Übungen leiten. Mittlerweile gibt es diesbezüglich verschiedene Angebote.

Was sich in der therapeutischen Praxis immer anbietet, ist das Aufnehmen und Anbieten von Instruktionen als Audio-File. Dies vereinfacht den Einstieg in regelmäßiges Üben ungemein.

Übung • Soothing Rhythm Breathing (Beruhigender Atemrhythmus)

Suchen Sie sich zur Durchführung der Übung am besten einen ruhigen und sicheren Ort aus, an dem Sie ungestört sind.

Nehmen Sie zunächst eine bequeme und würdevolle Sitzposition ein. Rücken Sie z. B. an die Kante Ihres Stuhls und richten sich auf, sodass Sie ein Gefühl der Stärke und Souveränität haben. Wenn Sie mögen, schließen Sie Ihre Augen oder schauen Sie auf einen festen Punkt auf dem Boden oder an der Wand.

[Pause]

Nehmen Sie sich einen Moment Zeit, um in Ihrer Sitzposition anzukommen. Spüren Sie, wie Ihre beiden Füße fest auf dem Boden stehen und Ihre Hände locker in Ihrem Schoß gefaltet sind oder auf Ihren Oberschenkeln oder Knien aufliegen.

[Pause]

Fokussieren Sie sich darauf, warum Sie diese Übung nun machen wollen. Was ist Ihre Intention?

Wir wollen versuchen, unseren Körper und Geist zu entschleunigen, um in Kontakt mit unserem Mitgefühlsystem zu kommen, um in den nächsten Minuten einen gütigen und mitfühlenden Umgang mit uns zu pflegen.

[Pause]

Versuchen Sie sich während der Übung mit einer freundlichen und gütigen Haltung zu begleiten.

Setzen Sie ab jetzt ein leichtes gütiges Lächeln auf.

Sie werden während der Übung vielleicht feststellen, dass Ihnen das Lächeln immer einmal wieder entwischt. Wunderbar, wenn Sie dies bemerken! Kehren Sie dann einfach immer wieder zu Ihrem gütigen Lächeln zurück.

Versuchen Sie sich während der Übung auch mit einer warmen und mitfühlenden Stimme anzusprechen. Vielleicht so, als ob Sie ein kleines Kind trösten wollen. Sprechen Sie etwas sanfter, langsamer und tiefer. Versuchen Sie auch hier immer wieder zu Ihrer mitfühlenden Stimme zurückzukehren.

[Pause]

Beginnen Sie nun mit Ihrem gütigen Lächeln und Ihrer mitfühlenden Stimme und achten Sie darauf, wie sich dies in Ihrem Körper anfühlt. Was verändert sich? Wo können Sie dies spüren?

[Pause]

Lenken Sie Ihren Fokus nun auf Ihre Atmung. Spüren Sie, wie sich Ihr Bauch und Brustkorb beim Einatmen leicht heben und beim Ausatmen wieder senken. Begleiten Sie diese Bewegung mit Ihrem freundlichen Lächeln.

Spüren Sie, wie die Luft zunächst leicht kühl durch die Nase einströmt und den Körper leicht angewärmt wieder verlässt.

[Pause]

Finden Sie nun langsam in einen Atemrhythmus, der für Sie gleichermaßen beruhigend, aber auch stärkend ist. Atmen Sie dazu etwas langsamer und tiefer.

Begleiten Sie auch diesen neuen Rhythmus mit Freundlichkeit und ihrem gütigen Lächeln.

Entschleunigen Sie den Körper und entschleunigen Sie den Geist.

[Pause]

Entschleunigen Sie den Körper und entschleunigen Sie den Geist.

[Pause]

Entschleunigen Sie den Körper und entschleunigen Sie den Geist.

[Pause]

Bereiten Sie sich nun langsam auf das Ende der Übung vor.

Atmen Sie einige Male tief ein und aus.

Ballen Sie Ihre Hände zu Fäusten, strecken Sie die Arme und räkeln Sie sich.

Öffnen Sie in Ihrem eigenen Tempo die Augen.

Die Übung ist beendet.

Das regelmäßige Trainieren dieser und der folgenden Übungen kann nicht stark genug betont werden. Hier arbeiten wir gerne mit der Metapher des Trainingslagers: Nahezu jede Sportmannschaft geht zur Vorbereitung auf einen Wettkampf in ein Trainingslager. Dies ist eine schlaue und weise Idee, wenn es um das Trainieren von Mitgefühl geht. Auch hier wäre es unrealistisch zu glauben, dass man neue Techniken sofort in akuten Krisensituationen einsetzen könnte. Man sollte üben, wenn es einfach ist, und sich nicht als ersten Gegner den FC Bayern München im Champions-League-Finale aussuchen.

4.4 Arbeit mit Imagination

Mitgefühl sollte im Rahmen der Therapie erlebbar gemacht werden und nicht nur auf einer verständnisbasierten, kognitiven Ebene passieren. Da dies häufig nur begrenzt im bisherigen Erfahrungsschatz der Patientinnen vorhanden ist, bedarf es weiterführender Techniken und Ansätze. Der Einsatz von Imaginationstechniken (oder Imagery Rescripting) im Rahmen von Psychotherapie ist vielfältig belegt (z. B. Holmes & Mathews, 2010; Arntz, 2012). Diese Techniken bieten einen stärker erfahrungsbasierten Ansatz in der therapeutischen Arbeit als z. B. rein kognitive Therapie. Die Arbeit mit Imagination findet sich in vielen therapeutischen Ansätzen, so vor allem in der Schematherapie, spezifischen traumatherapeutischen Ansätzen wie der IRRT, hypnotherapeutischer Arbeit und auch in der Compassion Focused Therapy.

Häufig wird Imagination intuitiv auf visuelle Imagination reduziert. Jedoch ist es sinnvoll, direkt vom Beginn der Arbeit an auch die anderen Sinnesmodalitäten einzubinden.

- Visuelle Imagination: Vorstellung von visuellen Bildern, Szenen vor unserem inneren Auge (z. B. Aussehen des Mitfühlenden Begleiters)
- Auditive Imagination: Vorstellung von Geräuschen, Klängen (z. B. Stimme des Mitfühlenden Begleiters, Brechen der Wellen am Strand)
- Olfaktorische Imagination: Vorstellung von Gerüchen, Düften (z. B. Parfüm einer mitfühlenden Person, frischgebackene Zimtschnecken)
- Gustatorische Imagination: Vorstellung von Geschmack (z. B. salzige Meeresluft, Geschmack des Lieblingsessens)
- Taktile Imagination: Vorstellung von Berührung und haptischen Erfahrungen (z. B. Umarmung durch den Mitfühlenden Begleiter, Gefühl der Füße im warmen Sand, warmer Windhauch über die Haut)

Es kann hilfreich sein, Patientinnen gegenüber zu verdeutlichen, dass es bei den in der Compassion Focused Therapy verwendeten Imaginationsübungen weniger darum geht, »lebhafte innere Bilder« zu erzeugen, sondern vielmehr mit inneren Erfahrungen in Kontakt zu kommen. Dies entlastet einen Teil der Patientinnen, die sich mit solchen Übungen anfänglich schwertun.

Ein zentrale Anwendung von Imagination in der Compassion Focused Therapy ist die Elaboration des Fürsorgesystems.

Viele Patientinnen begegnen dieser Art von Übungen zunächst skeptisch, da sie das Gefühl haben, dass Imagination nicht »echt« ist und man sich so »etwas in die Tasche lügt«. Diese Einstellung zu Imagination kann zu einer komplexen Blockade bzgl. der Wirksamkeit dieser Übungen führen. Daher lohnt sich zunächst eine Einführung in die Basics der Imagination. Paul Gilbert nutzt hier das Bild in Abbildung 4.1, die Schritt für Schritt mit den Patientinnen erarbeitet wird.

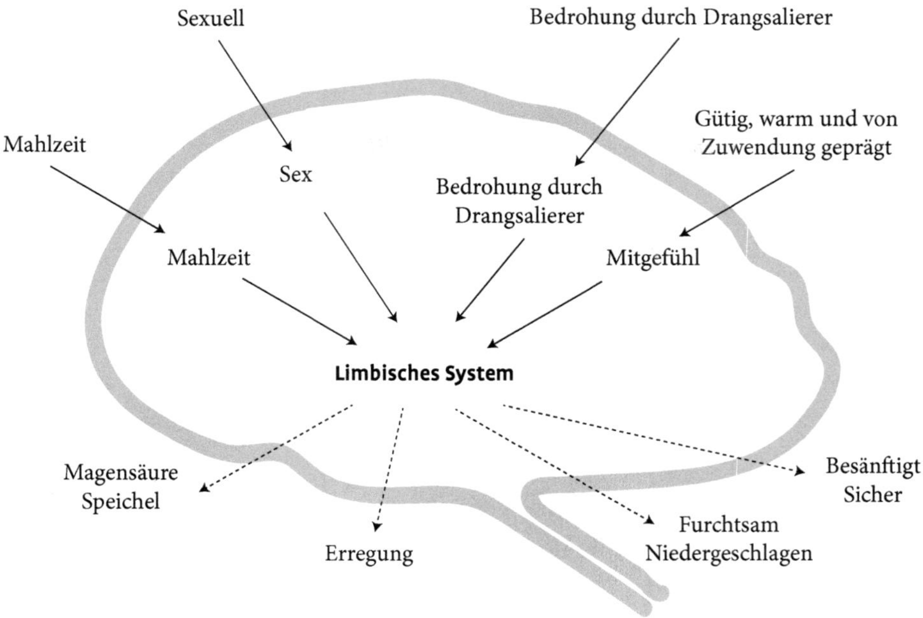

Abbildung 4.1 Das Gehirndiagramm (nach Gilbert, 2013)

Beispiel • Vorbereitung einer Imagination

T: Stellen Sie sich zunächst vor, dass Sie stark hungrig sind, da Sie den ganzen Tag noch nichts gegessen haben. Jemand serviert Ihnen nun eines Ihrer duftenden Leibgerichte.
Was geschieht in Ihrem Körper, wenn dieses leckere und wohlriechende Essen vor Ihnen steht?

P: Mir läuft richtig das Wasser im Mund zusammen. Mein Magen knurrt. Am liebsten würde ich mich direkt darauf stürzen.

T: Der Anblick des Essens stimuliert bestimmte Bereich in Ihrem Gehirn, z.B. die Hypophyse, die eine Kaskade von unterschiedlichen physiologischen Prozessen in Gang setzt, die Ihren Körper auf die Nahrungsaufnahme und Verdauung vorbereiten.
Stellen Sie sich nun dieselbe Situation vor. Sie sind wieder extrem hungrig, haben diesmal aber keine Mahlzeit vor sich, sondern können sich Ihr Lieblingsessen nur vorstellen. Stellen Sie sich Ihr Lieblingsessen genau vor, wie es aussieht, riecht und schmeckt. Was geschieht nun in Ihrem Körper?

P: Eigentlich passiert gerade genau das gleiche wie eben. Mir läuft wieder das Wasser im Mund zusammen und mein Magen knurrt etwas.

T: Genau! Es reicht häufig vollkommen aus, sich diese Dinge vorzustellen und dennoch werden die entsprechenden körperlichen Symptome erzeugt. Lassen Sie uns dies an einem anderen Beispiel durchgehen.
Stellen Sie sich vor, Sie sehen eine erotische, sexuelle Darstellung im Fernsehen oder im Internet, die Ihrem Geschmack entspricht. Typischerweise lösen solche Szenen Symptome körperlicher Erregung aus. Das heißt, unser Gehirn veranlasst unseren Körper, auf verschiedene Art und Weise auf diese Reize zu reagieren. Jedoch benötigt man gar nicht die realen Bilder auf dem Bildschirm. Es reicht durchaus aus, sich diese Bilder oder Szenen nur vorzustellen und Sie können trotzdem Zeichen von sexueller Erregung an sich wahrnehmen.

P: Ja, das kenne ich auch.

T: Unser Gehirn ist also in der Lage, nur aufgrund unserer Vorstellungskraft, ganz konkrete physiologische Prozesse und entsprechende Gefühle zu erzeugen. Mentale Bilder oder Imagination stimulieren also ganz konkrete Erlebnisse und Impulse in unserem Körper und Geist.

P: So genau habe ich darüber noch gar nicht nachgedacht.

T: Lassen Sie uns dies noch ein bisschen weiter explorieren. Gucken wir uns nun ein Beispiel an, das emotional unangenehmer ist. Denken Sie an eine schwierige Situation am Arbeitsplatz, wo Sie von Kollegen und Vorgesetzten immer wieder kritisiert und bloßgestellt werden. Stellen Sie sich vor, wie in einer Teambesprechung wiederholt betont wird, wie viele Fehler Sie machen und dass Sie anscheinend für diesen Job nicht qualifiziert genug sind. Wenn Ihre Leistung nicht besser würde, müsste man sich perspektivisch überlegen, ob Sie dauerhaft in dieser Firma weiterarbeiten könnten. Was passiert nun in Ihrem Körper?

P: Ich bin ganz angespannt. Meine Muskeln verhärten sich und ich habe das Gefühl, dass mein Herz rast. Das ist richtig ungerecht und unverschämt! Ich kann das jetzt schon richtig spüren. Am liebsten würde ich denen mal die Meinung geigen.

T: Das kann ich gut nachvollziehen. Nun ist Ihr Bedrohungssystem aktiviert und reagiert u. a. mit der Ausschüttung von Stresshormonen wie Cortisol, die wiederum eine Reihe von Veränderungen und Symptome in Ihrem Körper anstoßen.

P: Das fühlt sich richtig echt an.

T: Und jetzt stellen Sie sich bitte einmal vor, wie wir diese Erkenntnisse für unsere Therapie nutzen könnten. Wir könnten versuchen, diese Fähigkeiten Ihrer Vorstellungskraft zu nutzen, um eine noch bessere Basis für Sicherheit, innere Geborgenheit und Mitgefühl zu schaffen.
Stellen Sie sich zum Beispiel vor, wie es wäre, wenn Sie von Menschen umgeben wären, die mitfühlend, liebevoll und unterstützend für sie wären. Menschen, denen Sie wichtig sind und die bereit sind, sich für Ihr Wohlergehen einzusetzen. Wie fühlt sich das an?

P: Das ist ja genau das, wonach ich immer suche. Das macht so ein schönes, warmes Gefühl. Ich habe das Gefühl, dass ich mein Leben dann ganz anders leben könnte.

Es folgt eine weitere kleine Übung, die aus dem Zürcher Ressourcen Training (Krause & Storch, 2016) entlehnt ist. Diese eignet sich sehr gut, um die Möglichkeit von Imagination zu verdeutlichen. Übungen dieser Art werden viel in der Sportpsychologie genutzt und funktionieren bei den meisten Patienten.

Übung • Imagination Drehung

Stellen Sie sich mit schulterbreiten Beinen stabil und gerade hin.

Heben Sie beide Arme im rechten Winkel zum Körper, sodass Sie eine Art »T« bilden.

Drehen Sie sich nun mit ausgestreckten Armen langsam und kontrolliert nach links. So weit, wie es für Sie noch angenehm ist.

Blicken Sie nun über Ihre linke Hand und merken Sie sich den Punkt an der Wand, im Raum, auf den Ihre Hand nun zeigt.

Drehen Sie sich anschließend wieder zurück in die Ausgangsposition und lassen Sie die Arme wieder locker sinken.

Führen Sie nun die Bewegung zweimal ausschließlich in Ihrer Vorstellung durch.

Schließen Sie dafür die Augen.

Heben Sie (nur in Ihrer Vorstellung) die Arme im rechten Winkel.

Drehen Sie sich nun mit ausgestreckten Armen langsam und kontrolliert nach links. Bemerken Sie, wie Ihnen die Bewegung ganz leichtfällt und sich angenehm anfühlt.

Drehen Sie sich anschließend wieder zurück in die Ausgangsposition und lassen Sie die Arme wieder locker sinken.

Wiederholen Sie die Bewegung nun noch einmal, rein in Ihrer Vorstellung.

Bemerken Sie wieder, wie leicht die Bewegung Ihnen fällt und wie Sie sich ohne Probleme noch ein kleines Stückchen weiterdrehen können.

Drehen Sie sich anschließend wieder zurück in die Ausgangsposition und lassen Sie die Arme wieder locker sinken.

Öffnen Sie nun die Augen.

Führen Sie die Bewegung nun ein letztes Mal tatsächlich aus.

Heben Sie beide Arme im rechten Winkel zum Körper, sodass Sie eine Art »T« bilden.

Drehen Sie sich nun mit ausgestreckten Armen langsam und kontrolliert nach links. So weit, wie es für Sie noch angenehm ist.

Blicken Sie nun über Ihre linke Hand und merken Sie sich den Punkt an der Wand, im Raum, auf den Ihre Hand nun zeigt.

Drehen Sie sich anschließend wieder zurück in die Ausgangsposition und lassen Sie die Arme wieder locker sinken.

Was haben Sie bemerkt?

Die meisten Patientinnen berichten, dass Sie nach zwei Imaginationsdurchgängen in der Lage waren, sich deutlich weiter zu drehen. Hier deutet sich die Macht der Imagination an. In diesem Falle führen die Durchführenden die erweiterte Beweglichkeit auf die zuvor erfolgten mentalen Übungen zurück. Dieses Prinzip und die Art der Übungen finden sich neben der Sportpsychologie auch in anderen Bereichen der Psychotherapie wieder.

Mit dem Ansatz, Imaginationsübungen in den therapeutischen Prozess einzubinden, haben wir potenziell kraftvolle Interventionen, um das Fürsorgesystem zu trainieren und auszubauen. Daher nehmen diese Übungen einen großen Platz in der therapeutischen Arbeit ein.

Weitere Imaginationsübungen

Die folgenden Übungen sind frei kombinierbar. In der Praxis hat es sich bewährt, die Übungen gestuft immer komplexer werden zu lassen. Die Übungen sollten stets mit einer Entschleunigung des Körpers und Geistes beginnen. Praktisch wird hier in der Regel zunächst der Soothing Rhythm Breathing (s. Abschn. 4.3.2) angewandt. Im Verlauf des kontinuierlichen Trainings verkürzt sich die Dauer der Atemübung und ein entsprechender physiologischer Effekt wird schneller und meist auch tiefer erreicht.

Übung • Mitfühlende Farbe

Suchen Sie sich zur Durchführung der Übung am besten einen ruhigen und sicheren Ort aus, an dem Sie ungestört sind.

Nehmen Sie zunächst eine bequeme und würdevolle Sitzposition ein. Rücken Sie z. B. an die Kante Ihres Stuhls und richten sich auf, sodass Sie ein Gefühl der Stärke und Souveränität haben. Wenn Sie mögen, schließen Sie Ihre Augen oder schauen Sie auf einen festen Punkt auf dem Boden oder an der Wand.

[Pause]

Nehmen Sie sich einen Moment Zeit, um in Ihrer Sitzposition anzukommen. Spüren Sie, wie Ihre beiden Füße fest auf dem Boden stehen und Ihre Hände locker in Ihrem Schoß gefaltet sind oder auf Ihren Oberschenkeln oder Knien aufliegen.

[Pause]

Fokussieren Sie sich darauf, warum Sie diese Übung nun machen wollen. Was ist Ihre Intention?

Wir wollen versuchen, unseren Körper und Geist zu entschleunigen, um in Kontakt mit unserem Mitgefühlssystem zu kommen, so können wir in den nächsten Minuten einen gütigen und mitfühlenden Umgang mit uns pflegen.

Beginnen Sie zunächst mit Ihrem Soothing Rhythm Breathing.

[Pause]

Ihre Augen sind weiterhin geschlossen. Wenn Sie Körper und Geist entschleunigt haben, beginnen Sie mit der Imagination.

Versuchen Sie sich eine Farbe vor Ihr inneres Auge zu holen, die für Sie in besonderem Maße mit Mitgefühl verbunden ist.

[Pause]

Wie sieht diese Farbe genau aus?

[Pause]

Welche Wirkung hat diese Farbe auf Sie?

[Pause]

Wo können Sie diese Farbe im Körper fühlen?

[Pause]

Genießen Sie die Gegenwart Ihrer mitfühlenden Farbe. Seien Sie sich gewiss, dass Sie von nun an immer wieder zu dieser besonderen Farbe zurückkehren können.

[Pause]

Machen Sie sich nun langsam für das Ende der Übung bereit. Atmen Sie einige Male tief ein und aus. Ballen Sie Ihre Hände zu Fäusten und strecken und räkeln Sie sich. Öffnen Sie in Ihrem eigenen Tempo die Augen und beenden Sie die Übung.

Man kann diese Instruktionen abwandeln und individuell anpassen. Die Instruktionen von Paul Gilbert (2013) beinhalten die Idee, dass die Farbe z. B. durch die Brust in den Körper eindringen kann und so den gesamten Körper mit Wärme, Weisheit, Stärke und Güte durchfließen kann. Irons und Beaumont (2017) ergänzen dies um die Idee, dass die mitfühlende Farbe eine eigene Intention hat, dem Patienten Unterstützung, Fürsorge und Beruhigung anzubieten.

Eine weitere sehr bekannte Imaginationsübung, die auch im Rahmen der Compassion Focused Therapy genutzt wird, geht im deutschsprachigen Raum vor allem auf Luise Reddemann (2016) zurück. Es ist die Übung zum inneren sicheren Ort.

Im Vergleich zur expliziten Anwendung in der Traumatherapie, bei der von Therapeutinnen Wert darauf gelegt wird, dass der innere sichere Ort nur von der Patientin betretbar ist und jegliche andere Personen keinen Zugang haben, wird dies in der Compassion Focused Therapy nicht ganz so strikt gehandhabt. Der innere sichere Ort hat eher die Qualität eines Wohlfühlortes, der auch mit Verbundenheit assoziiert sein kann.

Aus der praktischen Arbeit mit der Compassion Focused Therapy lässt sich sagen, dass diese Übung von vielen Patientinnen gut angenommen wird und geschätzt wird.

Übung • Innerer sicherer Ort

Suchen Sie sich zur Durchführung der Übung am besten einen ruhigen und sicheren Ort aus, an dem Sie ungestört sind.

Nehmen Sie zunächst eine bequeme und würdevolle Sitzposition ein. Rücken Sie z. B. an die Kante Ihres Stuhls und richten sich auf, sodass Sie ein Gefühl der Stärke und Souveränität haben. Wenn Sie mögen, schließen Sie Ihre Augen oder schauen Sie auf einen festen Punkt auf dem Boden oder an der Wand.

[Pause]

Nehmen Sie sich einen Moment Zeit, um in Ihrer Sitzposition anzukommen. Spüren Sie, wie Ihre beiden Füße fest auf dem Boden stehen und Ihre Hände locker in Ihrem Schoß gefaltet sind oder auf Ihren Oberschenkeln oder Knien aufliegen.

[Pause]

Fokussieren Sie sich darauf, warum Sie diese Übung nun machen wollen. Was ist Ihre Intention?

Wir wollen versuchen, unseren Körper und Geist zu entschleunigen, um in Kontakt mit unserem Mitgefühlssystem zu kommen, um in den nächsten Minuten einen gütigen und mitfühlenden Umgang mit uns zu pflegen.

Beginnen Sie zunächst mit Ihrem Soothing Rhythm Breathing.

[Pause]

Ihre Augen sind weiterhin geschlossen. Wenn Sie Körper und Geist entschleunigt haben, beginnen Sie mit der Imagination.

Versuchen Sie sich nun einen Ort vor Ihr inneres Auge zu holen, der für Sie in besonderem Maße mit Sicherheit, Geborgenheit und Mitgefühl verbunden ist.

[Pause]

Stellen Sie sich diesen Ort mit allen Sinnen möglichst genau vor.

Wie sieht dieser Ort genau aus? Was können Sie sehen? Schauen Sie sich genau um.

[Pause]

Welche Geräusche gibt es an diesem Ort? Was können Sie hören? Hören Sie genau hin.

[Pause]

Wie fühlt es sich an, an diesem Ort zu sein? Was können Sie spüren? Vielleicht einen Windhauch auf der Haut, die Wärme der Sonne?

[Pause]

Welche Gerüche nehmen Sie an diesem Ort wahr? Was können Sie riechen? Riechen Sie genau hin.

[Pause]

Vielleicht haben Sie auch einen Geschmack im Mund, wie z. B. salzige Luft? Schmecken Sie genau hin.

[Pause]

Welche Wirkung hat dieser Ort auf Sie?

[Pause]

Was können Sie im Körper spüren?

[Pause]

Genießen Sie es noch ein wenig, an diesem für Sie so besonderen Ort zu verweilen. Sein Sie sich gewiss, dass Sie von nun an immer wieder zu diesem Ort zurückkehren können.

[Pause]

Machen Sie sich nun langsam für das Ende der Übung bereit. Atmen Sie einige Male tief ein und aus. Ballen Sie Ihre Hände zu Fäusten und strecken und räkeln Sie sich. Öffnen Sie in Ihrem eigenen Tempo die Augen und beenden Sie die Übung.

Auch hier lassen sich Instruktionen anpassen und verändern. Paul Gilbert (2013, S. 164) nutzt die Instruktion, dass auch »der (innere sichere) Ort selbst Freude daran hat, dass Sie dort sind«. Insgesamt sollte betont werden, dass es sinnvoll ist, mit diesen Übungen ein wenig zu spielen und zu experimentieren und sie so in Länge und Formulierungen durchaus zu variieren.

Im Fortschreiten der Imaginationspraxis ist es sinnvoll, als nächstes zu einer der zentralen Übungen der Compassion Focused Therapy zu kommen.

Mitfühlender Begleiter

Die Übung zum Mitfühlenden Begleiter wird in Abwandlung auch in anderen therapeutischen Ansätzen verwendet. In der Compassion Focused Therapy kann diese Übung als eine Art Zwischenschritt hin zur Übung des Mitfühlenden Selbst (s. u.) genutzt werden. Mitgefühl wird hier durch die Vorstellung einer maximal mitfühlenden Person erreicht, die über alle Eigenschaften, Fertigkeiten und Aspekte verfügt, die wir mit Mitgefühl verbinden und die wir brauchen. Dadurch, dass diese Person nur in unserer Vorstellung existiert, kann sie eine idealisierte Form ohne Beschränkungen und Grenzen annehmen. Es sollte sich daher möglichst nicht um eine reale Person aus dem eignen Lebensumfeld handeln, sondern kann vielmehr verschiedene Personen beinhalten oder sich auch ganz von menschlicher Form lösen und die Gestalt eines Tieres, einer Pflanze oder eines metaphysischen Wesens bis hin zu Gott annehmen.

Diese Übung wird teilweise auch unter den Namen »Perfekter Versorger«, »Mitfühlender Freund« oder »Mitfühlender Coach« durchgeführt. Mit manchen Patienten kann es hilfreich sein, bei der Idee des perfekten Coachs oder Trainers kurz stehen zu bleiben und folgende Frage zu diskutieren:

Übung • Welchen Trainer wünsche ich mir für mein Kind?

Stellen Sie sich vor, Ihr Kind möchte in einem Verein Fußball spielen. Welchen Trainer wünschen Sie sich für Ihr Kind? Über welche Eigenschaften sollte dieser Trainer verfügen?

Trainer A	Trainer B
▶ ermutigt und unterstützt ▶ fördert Lernmöglichkeiten ▶ versteht Fehler als Teil des Lernprozesses ▶ verstärkt Anstrengung und Bemühung	▶ wertet aufgrund von Fehlern ab ▶ fokussiert auf vergangene Fehler ▶ fokussiert auf mögliche Probleme ▶ arbeitet mit Drohungen ▶ beschimpft ▶ generalisiert

Hier fällt es Patientinnen meist sehr leicht, eine Entscheidung zu treffen und Eigenschaften und Fähigkeiten zu benennen, die dazu geeignet sind, Lernen und Entwicklung zu fördern. Häufig sagen Patientinnen jedoch auch, dass sie selbst einen gänzlich anderen Umgang mit sich pflegen und hier eine eher überkritische Haltung einnehmen, was sie zu diesem Zeitpunkt der Therapie meist schon als wenig hilfreich erkennen können.

In Vorbereitung zur Übung des Mitfühlenden Begleiters bietet es sich an, zunächst die Kerneigenschaften und Fertigkeiten, welche die Patientin diesem Begleiter zuschreiben möchte, zu sammeln.

Hierfür eignet sich z. B. das gemeinsame Notieren am Flipchart in Form einer Mindmap (vgl. Abb. 4.2).

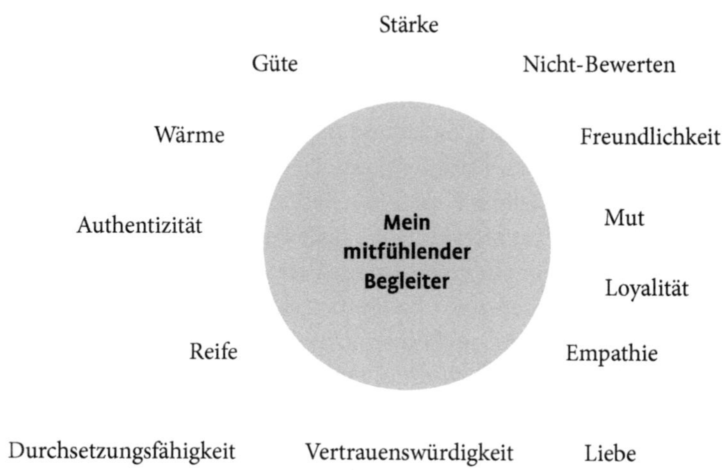
Stärke
Güte
Nicht-Bewerten
Wärme
Freundlichkeit
Authentizität
Mein mitfühlender Begleiter
Mut
Loyalität
Reife
Empathie
Durchsetzungsfähigkeit
Vertrauenswürdigkeit
Liebe

Abbildung 4.2 Eigenschaften des Mitfühlenden Begleiters

Übung • Mitfühlender Begleiter

Suchen Sie sich zur Durchführung der Übung am besten einen ruhigen und sicheren Ort aus, an dem Sie ungestört sind.

Nehmen Sie zunächst eine bequeme und würdevolle Sitzposition ein. Rücken Sie z. B. an die Kante Ihres Stuhls und richten sich auf, sodass Sie ein Gefühl der Stärke und Souveränität haben. Wenn Sie mögen, schließen Sie Ihre Augen oder schauen Sie auf einen festen Punkt auf dem Boden oder an der Wand.

[Pause]

Nehmen Sie sich einen Moment Zeit, um in Ihrer Sitzposition anzukommen. Spüren Sie, wie Ihre beiden Füße fest auf dem Boden stehen und Ihre Hände locker in Ihrem Schoß gefaltet sind oder auf Ihren Oberschenkeln oder Knien aufliegen.

[Pause]

Fokussieren Sie sich darauf, warum Sie diese Übung nun machen wollen. Was ist Ihre Intention?

Wir wollen versuchen, unseren Körper und Geist zu entschleunigen, um in Kontakt mit unserem Mitgefühlsystem zu kommen, um in den nächsten Minuten einen gütigen und mitfühlenden Umgang mit uns zu pflegen.

Beginnen Sie zunächst mit Ihrem Soothing Rhythm Breathing.

[Pause]

Ihre Augen sind weiterhin geschlossen. Wenn Sie Körper und Geist entschleunigt haben, beginnen Sie mit der Imagination.

Versuchen Sie sich nun eine Person oder ein Wesen vorzustellen, das in einzigartiger Weise Mitgefühl für Sie empfindet. Jemand, der das Ziel verfolgt, dass Sie möglichst frei von Leid sind und dem Ihr Wohlergehen mehr als alles andere am Herzen liegt.

Jemand, der freundlich und gütig, mutig und stark … [hier die vorher erarbeiteten Attribute einsetzen] ist.

[Pause]

Wie sieht diese Person, dieses Wesen aus?

[Pause]

Wie spricht diese Person, dieses Wesen mit Ihnen? Wie ist der Tonfall?

[Pause]

Welche Mimik, welchen Gesichtsausdruck zeigt diese Person, dieses Wesen?

[Pause]

Wie fühlt es sich für Sie an, in der Gegenwart dieser Person, dieses Wesens zu sein?

[Pause]

Was möchte Ihnen diese Person, dieses Wesen sagen oder mit auf den Weg geben?

[Pause]

Was möchten Sie Ihrem Mitfühlenden Begleiter noch sagen?

[Pause]

Genießen Sie die Gegenwart Ihres Mitfühlenden Begleiters.

[Pause]

Verabschieden Sie sich nun für den Moment von Ihrem Mitfühlenden Begleiter. Seien Sie sich gewiss, dass Sie von nun an zu jeder Zeit zu Ihrem Begleiter zurückkehren können.

[Pause]

Machen Sie sich nun langsam für das Ende der Übung bereit. Atmen Sie einige Male tief ein und aus. Ballen Sie Ihre Hände zu Fäusten und strecken und räkeln Sie sich. Öffnen Sie in Ihrem eigenen Tempo die Augen und beenden Sie die Übung.

Diese Übung lässt sich variieren, so kann man z. B. den Mitfühlenden Begleiter gezielt am inneren sicheren Ort treffen. Hier kann man durchaus kreativ sein und die Übungen individuell anreichern und gestalten. Manchen Menschen hilft es, Musik oder bestimmte Düfte zu verwenden, den Mitfühlenden Begleiter zu zeichnen usw.

Es hat sich als hilfreich erwiesen, mit Patienten zu besprechen, dass häufig kein dauerhafter Mitfühlender Begleiter gefunden wird und sich innere Bilder ändern und abwechseln. Dies ist ein normaler Prozess und sagt wenig über die Wirksamkeit der Übung aus.

Das Mitfühlende Selbst

Sich selbst in einer mitfühlenden Version von sich zu begegnen, beschreiben Patientinnen als eine der größten Schwierigkeiten in der Compassion Focused Therapy.

Häufig wird betont, dass sich dies ungewohnt und falsch anfühle und dass man dies einfach nicht könnte und nicht mitfühlend, insbesondere für sich selbst, sei. An einem solchen Punkt in der Therapie ist es wahrlich nicht einfach, weiterzukommen.

Method Acting. Die Compassion Focused Therapy nutzt hier eine Brücken-Übung, um dennoch neue Erfahrungen zu ermöglichen, die erstaunlich häufig gut klappt. Basis dieser Übung ist die Idee, wie es Schauspieler schaffen, sich Rollen anzueignen, die absolut nicht ihrer eigenen Persönlichkeit, ihrem Habitus und ihren Werten entsprechen.

Übung • Die Rollen der Schauspieler

Denken Sie kurz an einen Schauspieler oder eine Schauspielerin, die oder den Sie gerne mögen und die oder den Sie als wandlungsfähig und vielseitig erleben. Denken Sie an verschiedene Filme zurück, die Sie mit dieser Person gesehen haben. Wie hat es diese Person geschafft, Sie in diesen unterschiedlichen Rollen jedes Mal wieder zu überzeugen und zu begeistern?

Sich völlig unterschiedliche Rollen anzueignen, ist eine fantastische Fähigkeit, über die viele Schauspieler verfügen. Denken Sie z. B. an Joaquin Phoenix, der einmal Johnny

Cash und in einem nächsten Film der psychopathische Joker ist, ohne wahrscheinlich selbst Countrysänger oder ein wahnsinniger Straftäter zu sein. Oder denken Sie an Glenn Close, Christian Bale …

Wie gelingt es diesen Menschen, sich so gut in neue Rollen hineinzuarbeiten und was können wir hieraus für unsere therapeutische Arbeit in der Compassion Focused Therapy lernen und nutzen?

Eine Schauspieltechnik, die für die authentische Erarbeitung von Rollen bekannt ist, ist das sog. Method-Acting. Die Schauspieler tauchen tief in die Lebenswelten ihrer Charaktere ein und verschmelzen z. T. mit diesen. Dabei wird auf die eigene Erfahrungswelt und inneren Ressourcen zurückgegriffen und versucht, eine Rolle mit allen Facetten zu verstehen. Manche Schauspieler umgeben sich z. B. mit ähnlichen Menschen wie ihre Rolle, verändern sich körperlich durch z. B. Gewichtszu- und abnahme.

Für die Compassion Focused Therapy bietet sich hier eine spannende Chance. Um neue Erfahrungen von Mitgefühl machen zu können, muss man nach dieser Logik anfänglich nicht unbedingt ein besonders mitfühlender Mensch sein. Ein Zugang zu Mitgefühl kann zunächst sein, sich Mitgefühl im Sinne einer Rolle zu erarbeiten, und »so zu tun als ob«. Dies nimmt viel Druck aus der Entwicklung des Mitfühlenden Selbst und ermöglicht wieder Bewegung nach einer größeren Blockade.

Die folgende Übung lässt sich sowohl in der gängigen Sitzposition als auch im Stehen durchführen, um die Patientinnen im Anschluss zu bitten, die neue Rolle in der Bewegung durch den Raum und ggf. in der Interaktion mit anderen auszuprobieren.

Übung • Mitfühlendes Selbst (Method Acting)

Suchen Sie sich zur Durchführung der Übung am besten einen ruhigen und sicheren Ort aus, an dem Sie ungestört sind.

Nehmen Sie zunächst eine bequeme und würdevolle Sitzposition ein. Rücken Sie z. B. an die Kante Ihres Stuhls und richten sich auf, sodass Sie ein Gefühl der Stärke und Souveränität haben. Wenn Sie mögen, schließen Sie Ihre Augen oder schauen Sie auf einen festen Punkt auf dem Boden oder an der Wand.

[Pause]

Nehmen Sie sich einen Moment Zeit, um in Ihrer Sitzposition anzukommen. Spüren Sie, wie Ihre beiden Füße fest auf dem Boden stehen und Ihre Hände locker in Ihrem Schoß gefaltet sind oder auf Ihren Oberschenkeln oder Knien aufliegen.

[Pause]

Fokussieren Sie sich darauf, warum Sie diese Übung nun machen wollen. Was ist Ihre Intention?

Wir wollen versuchen, unseren Körper und Geist zu entschleunigen, um in Kontakt mit unserem Mitgefühlssystem zu kommen und in den nächsten Minuten einen gütigen und mitfühlenden Umgang mit uns zu pflegen.

Beginnen Sie zunächst mit Ihrem Soothing Rhythm Breathing.

Konzentrieren Sie sich nun auf die folgenden Fragen:
Wenn ich die mitfühlendste Version meiner Selbst wäre ...

- Welche Gedanken hätte ich?
- Worauf würde ich fokussieren?
- An was würde ich mich erinnern?
- Was würde ich mir vorstellen?
- Was würde mich motiveren?
- Wie würde ich mich in meinem Körper fühlen?
- Was würde ich mir gegenüber fühlen?
- Wie würde ich zu anderen stehen?
- Welche Qualitäten hätte ich?
- Welche Körperhaltung hätte ich?
- Wie würde ich mich bewegen?
- Welchen Gesichtsausdruck hätte ich?

Stehen Sie nun auf und bewegen Sie sich durch den Raum. Achten Sie dabei auf Ihre Körperhaltung, Gestik und Mimik, Ihre Gedanken und Gefühle und wie es sich körperlich anfühlt, in Ihr Mitfühlendes Selbst zu schlüpfen.

Diese Übung sollte von Patientinnen möglichst häufig im Alltag wiederholt werden, um so auch im lebensnahen Kontext Erfahrungen mit dem Gefühl des Mitfühlenden Selbst zu machen.

Imaginationsübungen lassen sich ausbauen und adaptieren. So kann z. B. die Vorstellung eines ganzen Ressourcen-(Mitgefühls-)Teams für manche Patientinnen passend und hilfreich sein.

Arbeit mit Erinnerungen

Neben der Arbeit mit imaginierten Inhalten können auch Übungen, bei denen man sich gezielt an Erfahrungen von Mitgefühl erinnert, hilfreich sein.

Hier lässt sich die Erinnerung auf folgende Erfahrungen lenken:

- Denken Sie an eine Situation, in der Sie einer anderen Person mit Mitgefühl begegnet sind.
- Denken Sie an eine Situation, in der Sie Mitgefühl zwischen anderen Menschen beobachtet haben.
- Denken Sie an eine Situation, in der Sie von einer anderen Person Mitgefühl empfangen haben.
- Denken Sie an eine Situation, in der es Ihnen gelungen ist, sich selbst mit Mitgefühl zu begegnen.

Metta-Meditation

An dieser Stelle lässt sich die bisherige Arbeit an Mitgefühl um spezifische Übungen aus dem Bereich der Meditation ergänzen. Dies erfordert eine gewisse Offenheit für das Thema Spiritualität, da sich diese Techniken z. T. aus der Buddhistischen Lehre ableiten. Für Patienten, die hierfür offen sind, lässt sich mitunter eine Vertiefung der Mitgefühlspraxis erreichen. Tanner (2015) beschreibt die Integration der Übungen der »vier Unermesslichen«. Diese beinhalten:

- Liebevolle Güte (Metta)
- Mitgefühl (Karuna)
- Mitfreude (Mudita)
- Gleichmut (Uppekha)

In den jeweiligen Übungen werden unterschiedliche Sätze/Instruktionen verwendet (Tanner, 2015). Diese Sätze werden umso wirkungsvoller, je individualisierter sie formuliert werden.

Info • Die »vier Unermesslichen«

Liebevolle Güte (Metta)

Mögest du glücklich und zufrieden sein.

Mögest du dich beschützt und sicher fühlen.

Mögest du körperlich stark und gesund sein

Mögest du mit Leichtigkeit und Frieden leben.

Mitgefühl (Karuna)

Möge sich dein Leiden lindern und auflösen.

Mögest du frei von Leiden und den Ursachen von Leiden sein.

Mögest du dich und dein Leben annehmen, genau so, wie es im Moment ist.

Mögest du dich für das, was schwierig ist, öffnen und dich gut darum kümmern.

Mitfreude (Mudita)

Möge sich deine Freude und dein Glück festigen und vermehren.

Mögest du niemals von deiner Freude und der Quelle deines Glückes getrennt sein.

Mögest du niemals von deiner Freude und deinem Glück, die frei von Leiden sind, getrennt sein.

Möge sich deine Güte vertiefen, dein Erfolg sich vervielfältigen und die beiden sich niemals erschöpfen.

Gleichmut (Uppekha)

Auch wenn ich dich noch so sehr liebe, bin ich nicht die Ursache deines Glückes.

Ich bin nicht die Ursache deines Leidens, und auch wenn ich es so sehr wünsche, habe ich letztlich nicht die Macht, dich davon zu befreien.

Trotz meiner ganzen Liebe ist das ein sehr schwieriger Moment.

Meine ganze Liebe und mein stärkstes Engagement ändern nichts daran, dass ich nicht das Glück von anderen schmieden kann.

Es bietet sich an, diese Übungen zunächst auf einen guten Freund oder eine gute Freundin und auf sich selbst gerichtet zu üben und sie anschließend sukzessive auf eine neutrale Person, für eine persönlich schwierige Person sowie am Ende auf eine Gruppe von Menschen auszurichten.

Diese letzte Variante bietet nebenbei noch ein schönes Abschlussritual für eine Therapiegruppe, bei dem alle Teilnehmenden noch einmal Ihr Mitgefühl und Ihre Güte an die gesamte Gruppe geben.

4.5 Mitfühlendes Briefeschreiben

Ein weiterer Ansatz, um Mitgefühl zu trainieren, ist das Schreiben von mitfühlenden Briefen.

Beim mitfühlenden Briefeschreiben handelt es sich um eine Form des expressiven Schreibens. Viele Erkenntnisse hierzu gehen auf die Arbeit von Pennebaker (z. B. 1997) zurück. Das Schreiben kann helfen, schwierige, komplizierte Erfahrungen und Emotionen zu prozessieren und zu verarbeiten. In der Compassion Focused Therapy wird dabei der Fokus auf ein Schreiben aus der mitfühlenden Perspektive gelegt.

Dies soll die beiden Mitgefühlsprozesse *Sensibilität* und *Hinwenden zu Leid* und die Motivation und das Commitment, Leid zu lindern, integrieren. Daher können beim mitfühlenden Briefeschreiben eine ganze Reihe von vorher trainierten Fertigkeiten angewandt werden.

Zentrale Ziele von mitfühlenden Briefen sind:

- sich selbst für das eigene Erleben validieren, zu üben, sich dafür nicht zu verurteilen und Anteilnahme und Sorge um das eigene Wohlergehen auszudrücken
- zu trainieren, unangenehme Gefühle und Schwierigkeiten besser zu tolerieren
- sich bei Schwierigkeiten mit Verständnis und Empathie zu begegnen

Einige kleine Tipps haben sich für das Briefeschreiben als hilfreich erwiesen:

- Suchen Sie sich einen ruhigen und sicheren Ort, an dem Sie nicht gestört werden.
- Die Briefe müssen nicht perfekt werden. Von zentraler Bedeutung ist vor allem die Intention und den Willen zu entwickeln, gütiger und mitfühlender mit sich umzugehen.
- Probieren Sie den Brief in der ersten Person Singular zu schreiben (Ich) und variieren Sie, indem Sie sich direkt in der zweiten Person (Du) anschreiben.
- Sie können den Brief im Verlauf verändern, sollten hier jedoch dringlich darauf achten, nicht zu perfektionistisch zu werden.
- Versuchen Sie sich während des Schreibens wohlwollend zu beobachten und auf mögliche selbstkritische Anteile zu achten.

Es kann ebenfalls eine gute Orientierung geben, sich während des Schreibens an den Attributen und Fertigkeiten von Mitgefühl zu orientieren:

Attribute:
- Sensibilität: Was fühlen Sie gerade?
- Sympathie: Sie dürfen gerührt sein von der Situation.
- Stresstoleranz: Welche Strategien haben Sie? Erinnern Sie Sich an Ihre Stärken und Ressourcen.
- Empathie: Bieten Sie sich Verständnis an.
- Achtsames Nicht-Bewerten: Beobachten und validieren Sie Ihr Erleben.
- Wunsch nach Wohlergehen: Sorgen Sie sich um sich.

Fertigkeiten:
- Aufmerksamkeit: Welcher Fokus wäre hilfreich?
- Imagination: Können mitgefühlsorientierte Imaginationen helfen?
- Rationales Denken: Wenn Sie die Situation aus einer mitfühlenden Perspektive betrachten, was wäre eine angemessene Sichtweise?
- Verhalten: Was können Sie konkret tun, um Sich zu unterstützen?
- Emotionen: Können Sie Gefühle von Wärme und Verbundenheit aktivieren?
- Motivation: Warum möchten Sie die Dinge anders angehen? Was ist Ihnen wichtig?

Für das Schreiben der mitfühlenden Briefe bietet sich ein ritualisiertes Vorgehen an. Ein häufiger Fallstrick in der Praxis ist, dass Patientinnen häufig einen »Kaltstart« versuchen, d. h. direkt beginnen loszuschreiben, ohne sich vorher eine Chance zu geben, zu entschleunigen und in Kontakt mit ihren mitfühlenden Anteilen zu kommen.

Aus der therapeutischen Erfahrung bietet sich folgender Ablauf an:

(1) Suchen Sie sich eine Situation aus, die Sie in den letzten Tagen, Wochen schwierig fanden. Beginnen Sie mit einer eher leichten bis moderaten Situation zu Beginn.
(2) Entschleunigen Sie den Körper und Geist durch den Soothing Rhythm Breathing und treten Sie in Kontakt zu Ihrem Mitgefühlssystem durch eine kurze Imaginations- oder Erinnerungsübung.
(3) Fokussieren Sie Ihre Motivation und Intention: wohlwollender Umgang und Leid lindern.
(4) Validieren Sie Ihre Gefühle und bieten Sie sich Verständnis an.
(5) Begegnen Sie sich mit Wärme und Freundlichkeit.
(6) Verdeutlichen Sie sich, dass Sie nicht alleine sind (»Andere kennen auch die Probleme ..., das ist nur menschlich ...«)
(7) Verdeutlichen Sie sich Ihre Ressourcen, Fähigkeiten und hilfreichen Eigenschaften.
(8) Geben Sie sich einen Rat, was hilfreiches, mitfühlendes Verhalten und Gedanken wären und wie Sie konkret Ihr Leid lindern könnten.

Auf das Schreiben des Briefes folgt noch der wichtige Schritt, sich den Brief anschließend selbst vorzulesen. Wichtig ist hier, sich den Brief aus der Rolle des Mitfühlenden Selbst oder des Mitfühlenden Begleiters vorzulesen. Hier hat es sich als hilfreich erwiesen, den Brief langsam zu lesen und auf eine mitfühlende Stimmfarbe zu achten. Es ist recht einfach, den Brief »schnell herunterzulesen«, ohne dass dieser eine richtige emotionale Wirkung erzielen kann. Es ist explizit erwünscht, von den eigenen Gefühlen im Brief berührt zu sein. Hierzu gebe ich Patienten häufig ein persönliches Beispiel, um die Hürde etwas zu senken.

Beispiel

Wie vielen anderen Männern auch, fällt es mir nicht immer leicht, zu weinen. Dies ist nicht meine Schuld, sondern ein Produkt aus Lernerfahrungen, Rollenerwartungen und vielleicht einem erschwerten physiologischen Zugang. Ich erinnere mich an eine Situation, in der ich mit meinen beiden Kindern auf dem Sofa saß und wir gemeinsam den Film *Christopher Robin* gesehen haben. Im Film geht es um die Figur Christopher Robin, dem Freund von Winnie the Pooh, der bereits erwachsen ist und viel von seiner kindlichen Kreativität und Fantasie vergessen hat. Im Verlauf des Films erinnert er viele der früheren, emotionalen Verbindungen, die er zu seinen (imaginierten) Spielfreunden hatte und ist in der Lage, diese teilweise wieder zu reaktivieren. Wahrscheinlich ist diese Geschichte für Erwachsene viel emotionalisierender als für Kinder. Mir, sehr gerührt von der Geschichte, flossen die Tränen in Strömen die Wangen hinunter, ganz zum Erstaunen meiner Kinder. Ich war in diesem Moment sehr froh und berührt, dass mich dieser Film emotional so »erwischt« hatte und ich in der Lage war, meinen Kindern zu zeigen, dass man auch bei einem Film und vor allem vor anderen seine Gefühle offen zeigen kann. Mein Tipp an Patientinnen ist hier, solche Momente zu »feiern« und sich zu freuen, dass man emotional erreichbar ist.

Das Vorlesen des Briefes lässt sich in der Therapie natürlich variieren, in dem z. B. der Brief von der Patientin vorgelesen wird oder die Therapeutin den Brief laut vorliest. In gruppentherapeutischen Settings lassen sich gut Paare bilden, die sich die Briefe gegenseitig und in verteilten Rollen vorlesen. Ein Beispiel für einen kurzen, mitfühlenden Brief finden Sie im folgenden Kasten.

Beispiel • Mitfühlender Brief

Liebe Emma,
die letzten Tage waren wirklich hart und schwierig für dich. Daher ist das total verständlich, dass du nur im Bett bleiben möchtest und die Decke über den Kopf ziehen möchtest. Wir alle kommen mal an den Punkt, wo nichts mehr zu gehen scheint. Du hast dir wirklich Mühe gegeben und hast alles versucht, kein Wunder, dass du so erschöpft bist. Vielleicht wäre es jetzt trotzdem gut, etwas Neues auszuprobieren. Du hast schon in der Vergangenheit immer wieder gezeigt, dass du auch in schwierigen Situationen mutig bist, etwas auszuprobieren. Achte auf die »kriti-

sche Emma«, falls du dich entscheidest, im Bett zu bleiben. Sie hat dich schon häufiger in solchen Momenten runtergeputzt. Öfters ging es dir auch ein bisschen besser, wenn du versucht hast, aufzustehen und etwas zu unternehmen. Wie wäre es erstmal mit einer Tasse Kaffee? Diese erste Tasse am Morgen magst du doch besonders gerne. Okay, komm, wir stehen auf und versuchen es. Du bist echt tapfer!

Ich hab dich lieb!

Deine Emma

Als Therapeutin lässt sich bei den mitfühlenden Briefen im Verlauf auf folgende Aspekte achten (nach Gilbert, 2013):

Ist der Brief ...

- geprägt von Interesse und Zuwendung?
- sensibel gegenüber dem eigenen Leid und den eigenen Bedürfnissen?
- einfühlsam und emotional bewegt geschrieben?
- offen und achtsam gegenüber eigenen Gefühlen?
- nicht bewertend, nicht beschuldigend?
- hilfreich, mitfühlendes Verhalten zu motivieren, das geeignet ist, Leid zu lindern?

An diesem Beispiel wird das Zusammenspiel der beiden Prozesse von Mitgefühl deutlich. Neben Verständnis und Validierung und der Betonung, dass man mit Schwierigkeiten nicht allein ist, geht es darum, die Verhaltensweisen anzustoßen, die wirklich geeignet sind, Leid und Schwierigkeiten zu lindern. Im Falle einer depressiven Patientin kann dies wie im Beispiel bedeuten, sich Aktivitäten und Tagesstruktur einzuplanen.

Wie es gelingen kann, mehr mitfühlendes Handeln in den Alltag zu bringen, fokussiert der nächste Abschnitt.

4.6 Mitfühlendes Verhalten

Wie bekommt man nun aber Mitgefühl in konkretes Verhalten umgesetzt? Auch mitfühlendes Verhalten kann verschiedene Richtungen annehmen. Bislang lag der Fokus in vielen Übungen darauf, sich selbst mit Mitgefühl zu begegnen. Der Fokus, mitfühlend und gütig mit anderen umzugehen, ist aber ebenso wichtig.

- *Taten der Freundlichkeit* anderen gegenüber haben ebenso einen Benefit für die anderen wie auch für uns selbst.
- *Taten der Freundlichkeit* können kleine Gesten wie ein Lächeln, jemanden zu grüßen oder an jemanden eine kurze Nachricht zu schreiben sein. Wenn Sie Sonnenschein verteilen, erwärmt dieser auch Sie – so ähnlich sagt es Paul Gilbert manchmal.

4.6.1 Das Mitfühlende Selbst im Alltag

Stellen Sie sich folgende Frage: Wie kann ich heute anderen Menschen freundlich und mitfühlend entgegentreten?

- lächeln und Hallo sagen
- jemanden fragen, wie es ihm geht
- jemanden fragen, wie sein Tag bislang war
- jemandem im Büro anbieten, einen Kaffee oder Tee mitzubringen
- einer Freundin einen Besuch abstatten
- jemanden, der durch schwierige Zeiten geht, einen aufmunternden Brief oder eine Karte schreiben
- jemanden gezielt loben
- jemandem ein Kompliment machen
- jemandem die Tür aufhalten

Hier lassen sich viele weitere Ideen finden.

Eine Übung, die zunächst etwas schwierig scheint, aber im Alltag sehr spannend ist, ist es, gezielt fremden Menschen mit Mitgefühl zu begegnen. Dies können Patienten z. B. in der U-Bahn oder im Bus probieren.

Übung • Mitgefühl für einen Fremden

Sehen Sie sich z. B. in der U-Bahn oder im Bus um und wählen Sie eine Person, die Sie nicht kennen.

Nehmen Sie sich einen Moment Zeit, Ihren Körper und Geist zu entschleunigen und um in Kontakt mit Ihrem mitfühlenden Selbst zu kommen.

Vergegenwärtigen Sie sich, warum Sie diese Übung machen möchten. Ihr Ziel ist heute, anderen Menschen gezielt mit Mitgefühl zu begegnen.

Begleiten Sie sich in dieser Übung mit einem freundlichen und gütigen Lächeln und einer sanften und warmherzigen Stimme.

Wenden Sie sich nun in Gedanken der anderen Person zu.

Was mag diese Person heute beschäftigen? Was sind ihre Ziele und Wünsche? Welches Leid könnte diese Person mit sich tragen? Versuchen Sie, eine emotionale Verbindung mit der fremden Person aufzunehmen. Was haben Sie gemeinsam? Was ist Ihnen vielleicht beiden im Leben wichtig?

Sobald Sie das Gefühl haben, in Kontakt mit der anderen Person zu sein, können Sie die Affirmationen Ihrer Metta-Mediation nutzen:

- Möge es dir gut gehen.
- Mögest du glücklich sein.
- Mögest du zufrieden sein.
- Mögest du die Herausforderungen und Schwierigkeiten in deinem Leben meistern.

Beenden Sie die Übung und beobachten Sie, was sich bei Ihnen verändert hat.

Diese Übung ist nicht ganz einfach. Häufig betonen Patientinnen hier, dass Ihnen wichtige Informationen über die jeweilige Person fehlen, um diese besser zu verstehen. Jedoch ist genau dies das Interessante daran: Kann es uns gelingen, dem Fremden nur durch unser gemeinsames Menschsein mit Mitgefühl zu begegnen und welchen Effekt hat dies auf uns, wenn wir es versuchen?

In Seminaren zur Compassion Focused Therapy werden Sie immer wieder hören, dass mitfühlendes Verhalten anderen gegenüber sich immer daran bemessen sollte, ob es das Leid des anderen anerkennt und hilft, dieses Leid zu lindern. Dies erfordert mitunter schwierige, mutige Handlungen. Stellen Sie sich folgende Situation vor:

Sie sind auf einer Beerdigung eines guten Freundes. Die Familie ist am Boden zerstört und Ehefrau und Kinder weinen bitterlich. Sie haben sich den gesamten Gottesdienst bereits überlegt, was Sie beim Kondolieren Unterstützendes sagen können. Es fällt Ihnen nichts ein. Alles hört sich abgedroschen und oberflächlich an. Am liebsten würden Sie die Beerdigung direkt verlassen.

Was wäre hier nun mitfühlendes Verhalten? Hier zählt der Aspekt des Mutes am meisten. Wahrscheinlich ist es wichtig, sich trotz des Unbehagens, der Situation zu stellen und nur da zu sein und vielleicht eine Umarmung anzubieten. Jedoch merken Sie, dass es hier schwierig ist, Mitgefühl aufzubringen und sich der Grenzen unserer Möglichkeiten, hier Leid zu lindern, gewahr zu werden.

Stellen Sie sich eine andere Situation vor. Sie gehen abends durch die Stadt und hören, als Sie über eine Brücke gehen, leise Hilferufe. Sie sehen, wie unten im Fluss ein Mensch treibt, der ruft: »Hilfe, ich kann nicht schwimmen«. Sie zögern nicht lange und springen hinterher, um die Person zu retten. Während des Sprungs fällt Ihnen ein, dass Sie ja leider auch nicht schwimmen können.

Trotz eines guten Motivs ist diese Handlung nicht mitfühlend im Sinne der Compassion Focused Therapy, sondern vor allem unglücklich und ein bisschen dumm. Mitgefühl soll Leid lindern und nicht vergrößern. Daher sollte der Aspekt der Weisheit hier besonders betont werden. Mitgefühl ist weise.

Wichtig • Mitgefühl für sich oder andere an die erste Stelle setzen?

Im Rahmen von Psychotherapie kommt regelmäßig die Frage auf, ob man Mitgefühl zunächst für sich selbst oder für andere »einsetzen« sollte. Dies ist eine nachvollziehbare Frage, jedoch würde man in der Compassion Focused Therapy versuchen, hier nicht kategorial zu unterscheiden. Mitgefühl beinhaltet immer die drei verschiedenen Flows, die eng zusammenhängen. Dennoch ist an dieser Stelle wichtig zu betonen, dass Selbstmitgefühl eine wichtige Basis dafür darstellt, um für andere mitfühlend da zu sein. Hier wird gerne die Metapher der Sicherheitsinstruktionen im Flugzeug herangezogen. Zunächst sollte man sich selbst die Sauerstoffmaske aufsetzen, um dann Kindern und anderen hilfsbedürftigen Menschen zu helfen. Dies gilt gewissermaßen auch für Mitgefühl, wobei es sich hier immer wieder um einen adaptiven Prozess handelt, beim dem die Ausrichtung von Mitgefühl neu justiert werden muss.

4.6.2 Selbstfürsorge

Ein Aspekt von mitfühlendem Verhalten ist selbstfürsorgliches Verhalten, im Sinne eines Ausbaus des Fürsorgesystems. In der Psychotherapie stellt sich häufig die Herausforderung, selbstfürsorglicheres Verhalten mit Patientinnen aufzubauen. Einen Einstieg in den Prozess kann man zunächst durch das Erarbeiten der Domänen/Ansatzpunkte von Selbstfürsorge erreichen (s. Abb. 4.3, angelehnt an Malzer-Gertz et al., 2020).

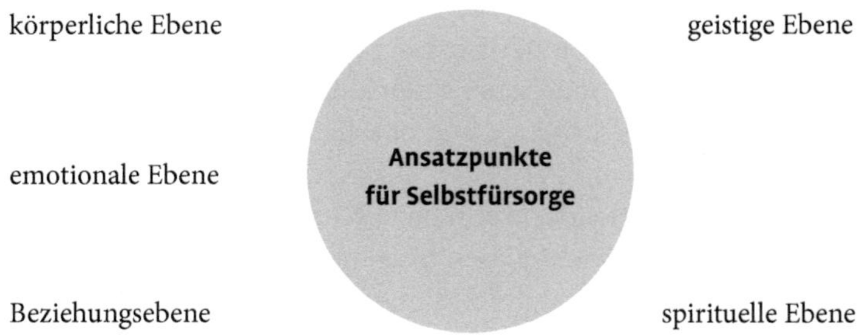
körperliche Ebene
geistige Ebene
emotionale Ebene
Ansatzpunkte für Selbstfürsorge
Beziehungsebene
spirituelle Ebene

Abbildung 4.3 Ansatzpunkt für Selbstfürsorge

Körperliche Ebene

Auf der körperlichen Ebene geht es darum herauszufinden, was dem eigenen Körper guttut. Wie kann man z. B. körperlich gut mit Anspannung umgehen? Hier sind ein paar Ideen:

- ausreichend Schlaf
- genug Trinken und Essen
- Spaziergang
- leichte Stretching-Übung
- heißes Bad
- Massage
- Mittagsschlaf
- Morgen-Routine etablieren

Geistige Ebene

Hier steht der Umgang mit unseren Gedanken und Bewertungen im Fokus. Insbesondere Ideen zum Umgang mit Grübeln und katastrophisierenden Gedanken sind hier wichtig. Wie kann wieder mehr innerer Raum entstehen?

- eine Meditation mit Fokus auf den Atem machen
- Visualisierung und Distanzierung von Gedanken (z. B. mit Techniken wie Detached Mindfulness)
- Erinnerung an das Tricky-Brain-Paradigma
- Protokollieren der auftretenden Gedanken und Formulierung alternativer Gedanken, aus der Perspektive des Mitfühlenden Selbst

Emotionale Ebene

Auf emotionaler Ebene geht es meist zunächst darum, eigene Gefühle erkennen und validieren zu können. Was könnte helfen, mit schwierigen und schmerzhaften Gefühlen umzugehen?

- liebevolle Berührung (z. B. Berühren der Herzgegend)
- sich mit liebevollen Worten trösten
- Imagination mitfühlender Begleiter
- für Geborgenheit sorgen (Wärme, ggf. Nähe zu Haustier, Familie)

4

Beziehungsebene

Den Kontakt und die Verbindung mit anderen Menschen zu suchen, ist ebenfalls ein Aspekt von Selbstmitgefühl und -fürsorge. Verbundenheit wirkt Isolationsgefühlen entgegen und ist bei Belastungserleben besonders wichtig.

- Begegnen Sie anderen Menschen mit Mitgefühl. Vollführen Sie kleine *Taten der Freundlichkeit.*
- Laden Sie Freunde zum Essen oder Spieleabend ein oder nehmen Sie deren Einladung an.
- Schließen Sie Sich Menschen mit ähnlichen Interessen an (z. B. Wandergruppe, politische Partei, Näh-Kurs usw.).
- Melden Sie sich mal wieder bei einer alten Freundin.

Spirituelle Ebene

Unter Spiritualität kann man hier neben Religiösität eine sinn- und bedeutungssuchende Lebensorientierung verstehen. Der Fokus liegt häufig auf immateriellen, ethischen Aspekten.

- Aufbau einer Morgen- und Abendroutine
- Zeit in der Natur verbringen
- Achtsamkeitsspaziergang
- Beten, Meditieren
- den Sternenhimmel betrachten

Selbstfürsorge-Challenge

In therapeutischen Gruppen kann man die Arbeit an diesen Ansatzpunkten gut unter dem Konzept der »Selbstfürsorge-Challenge« einführen und jede Woche etwas Neues hinzunehmen, sodass man am Ende über ein ganzes Portfolio neuer Strategien verfügt. Dabei sollte mit wenigen kleinen Veränderungen begonnen werden und diese sukzessive gesteigert werde, da es sonst zu einem potenziell großen Frustrationserleben kommen kann, sofern die Challenges nicht geschafft werden. Des Weiteren hat sich in Gruppen die Arbeit mit einer Partnerin bewährt, die als eine Art Peer-Coach oder Buddy fungieren kann und so die Adhärenz der Übungen erhöhen kann.

Für die Arbeit an kritischen, bedrohungsassoziierten Gedanken bietet sich ein Reframing/Umstrukturierung aus Sicht des Mitfühlenden Selbst an, die man auch der kognitiven Ebene der Selbstfürsorge zuordnen kann. Das Vorgehen ähnelt dem Vorgehen bei der Nutzung von ABC-Schemata in der Kognitiven Verhaltenstherapie, nur dass Alternativkognitionen gezielt aus der Perspektive des Mitfühlenden Selbst heraus erarbeitet werden.

Beispiel • Mitfühlendes Reframing

Stellen Sie sich folgende Situation vor: Ein Patient kommt zu Ihnen wegen sozialer Ängste und Selbstwertproblemen. Insbesondere in Gruppensituationen fühlt er sich schnell minderwertig und hat Angst, von anderen Menschen als langweilig und peinlich bewertet zu werden. Der Patient hat eine Einladung für ein Treffen in einer Kneipe erhalten und berichtet von seinen automatisch auftretenden kritischen Gedanken. Sein Impuls ist, nicht zum Treffen zu gehen.

Sie überlegen gemeinsam mit dem Patienten, inwiefern sein Bedrohungssystem aktiviert wurde und dadurch typische selbstkritische Gedanken getriggert wurden. Sie versuchen die Situation aus der Perspektive seines Mitfühlenden Selbst zu betrachten und machen zunächst den Soothing Rhythm Breathing und eine kurze Imaginationsübung, bevor Sie ein Reframing der selbstkritischen Gedanken versuchen.

Situation	**Treffen mit einer Gruppe von Leuten in einer Kneipe**
selbstkritische/selbstabwertende Gedanken	▶ Ich werde das total verkacken. ▶ Ich atme nur die Luft weg. ▶ Die anderen werden mich hassen/ablehnen.
▶ Mitgefühlsorientiertes Umformulieren ▶ Mitgefühlsorientierte Alternativen/Formulierungen Nutzen Sie: ▶ Wunsch nach Wohlergehen ▶ Sensibilität für Bedürfnisse und Stress, Sympathie, Empathie, Stresstoleranz, ▶ Nicht-Bewertung ▶ Hilfreicher Tipp: Es ist nachvollziehbar …, Es ist verständlich, dass …	▶ Es ist verständlich, dass ich ängstlich bin. ▶ Mein Bedrohungssystem redet gerade (Es lässt mich an das schlimmste Szenario denken, um mich zu warnen) ▶ Die Angst ist unangenehm, ich kann sie aber tolerieren. ▶ Es wird einfacher, wenn ich weiter übe. ▶ Meine Freunde erwarten mich. Ich bin mutig.

5 Gezielt an Selbstkritik arbeiten

5

Entwertende Selbstkritik ist ein häufig auftretendes Phänomen bei einer Reihe psychischer Störungen (Gilbert et al., 2004), etwa bei Essstörungen und Depressionen (Dunkley et al., 2010; Zuroff et al., 1999). Dabei ist nicht so sehr der Inhalt der Kritik zentral, sondern besonders toxisch wird diese durch die damit verbundenen Emotionen wie Verachtung und Hass (Whelton & Greenberg, 2005). Das heißt, dass nicht jede Art von Selbstkritik gleich schlecht und schädigend ist. Die Entwertung des Selbst ist ein entscheidender Faktor. Entwertende Selbstkritik steht häufig im Zusammenhang mit früheren Erfahrungen von Beschämung, Isolation und Ablehnung (z. B. Matos et al., 2020) und kann auch psychotherapeutische Prozesse behindern (Löw et al., 2020). Selbstkritik kann man sich in der Compassion Focused Therapy auch wie innere kritische Kommentare und Dialoge vorstellen.

Beispiel

Stellen Sie sich vor, Sie ärgern sich über sich selbst, da Sie nach dem Abendessen noch zu viele Süßigkeiten gegessen haben:

- »Es wäre besser gewesen, wenn ich etwas weniger Süßigkeiten gegessen hätte.«
- »Das war ja klar, dass du fettes Schwein dich wieder nicht unter Kontrolle hast.«

Dieses kleine Beispiel zeigt den Schaden, den entwertende Selbstkritik anrichten kann. Sie kann oft fies, brutal und gnadenlos sein. Oft geht Selbstkritik auch mit Schuldgefühlen einher. Hier kann es notwendig sein, die Funktionalität etwaiger Schuldgefühle zu betrachten. Selbstbeschuldigung kann den Zweck haben, die eigene Hilfslosigkeit und Ohnmacht in einer spezifischen Situation nicht anerkennen zu müssen. Oft erscheint es für Menschen einfacher, Schuld auszuhalten als Ohnmacht zu erleben.

Selbstkritik kann sich auf verschiedene Aspekte unserer Person beziehen. So werden Sie bei vielen Menschen Selbstkritik bzgl. Ihres Körpers oder Aussehens erleben (»Ich bin so hässlich, untrainiert, alt, klein/groß, dick/dünn …«). Selbstkritik richtet sich jedoch auch gegen persönliche Eigenschaften (»Ich bin so unspontan, wenig schlagfertig, langweilig«) oder Fähigkeiten (»Ich bin so ungeschickt, dumm, tollpatschig …«). Teilweise richtet sich Selbstkritik auch gegen frühere oder zukünftige Fehler (»Wie konnte ich nur so blöd sein und … Ich werde die Arbeit mit Sicherheit wieder versauen. «).

5.1 Der innere Kritiker

Die funktionale Analyse von Selbstkritik ist ein wichtiger Teil der Compassion Focused Therapy. Um dies greifbarer und weniger theoretisch zu machen und auch um eine Möglichkeit zu schaffen, sich besser von inneren, selbstkritischen Anteilen zu distanzieren, versucht man in der Compassion Focused Therapy dem inneren Kritiker ein Aussehen, eine Gestalt zu geben.

Hilfreiche Fragen, um den Kritiker besser zu analysieren, können folgende sein:

- Wie sieht Ihr Kritiker genau aus? An wen erinnert er Sie?
- Was sagt Ihr Kritiker zu Ihnen?
- Wie genau spricht Ihr Kritiker zu Ihnen?
- Welche Emotionen bringt Ihnen Ihr Kritiker entgegen?
- Wann / In welcher Situation hat Ihr Kritiker angefangen, entwertend mit Ihnen zu sprechen?

Eine zentrale Frage der Funktionsanalyse von Selbstkritik ist: »Was wäre Ihre größte Angst, wenn Sie Ihre Selbstkritik aufgeben würden?« Die Antworten, die Patientinnen in Therapie hier häufig geben, sind erstaunlich:

- Ich könnte arrogant wirken.
- Ich würde maßlos, faul und würde die Kontrolle über mich verlieren.
- Ich würde stehen bleiben und mich nicht mehr weiterentwickeln.
- Ich hätte keinen Antrieb mehr.
- Ich würde Fehler leichtfertig abtun und sie dadurch immer wieder machen.
- Ich würde mich in Gefahr bringen oder von anderen Menschen übervorteilt werden können.

Häufig finden sich in der funktionellen Analyse ursprünglich wichtige Funktionen von Selbstkritik. Dies sind z. B. Schutzmotive, Antrieb, Dinge gut zu machen, ein sinnvolles werteorientiertes Leben zu leben u. a. Es ist wichtig, dies im Rahmen der Therapie wertzuschätzen und anzuerkennen. Oft sind also die Motive des inneren Kritikers nicht gänzlich schlecht und biografisch oft verständlich – sowie in manchen Lebensphasen von enormer Bedeutung bis hin zu überlebensnotwendig gewesen. Dies ist eine wichtige Erkenntnis, da sie ermöglicht, auch dem inneren Kritiker mit Mitgefühl zu begegnen und ihn seiner toxischen Wirkung zu entmachten. Eine praktische Erfahrung ist, dass es Patienten durch eine Validierung des Kritikers und die Anerkennung dessen legitimer Ziele und Werte, die er versucht zu verfolgen, oft etwas leichter fällt, sich von Selbstkritik zu distanzieren. Praktisch bietet sich für die Arbeit an diesen Themen **AB 18** »Mein innerer Kritiker« an.

5.2 Arbeit mit multiplen Selbstanteilen

Eine weitere Möglichkeit für die praktische Arbeit mit Selbstkritik ist das Modell der multiplen Selbstanteile (*multiple selves*). Dies ist letztlich eine Technik, um komplexes inneres Erleben zu ordnen, zu verstehen und handhabbar zu machen. Diese Art der

Herangehensweise ist durchaus in einigen anderen therapeutischen Ansätzen bekannt. Spezifisch für die Compassion Focused Therapy ist die gezielte Fokussierung des mitfühlenden Selbst. In Situationen von Selbstkritik ist häufig das Bedrohungssystem das dominante Emotionsregulationssystem. Eng damit verbundene Emotionen sind:

- Angst
- Traurigkeit
- Ärger

Diese drei spielen häufig eine wichtige Rolle, daher ist es sinnvoll, diese in die Arbeit mit den verschiedenen Selbstanteilen zu integrieren.

In diesem Zusammenhang spricht man in der Compassion Focused Therapy auch von folgenden Anteilen:

- Ängstliches Selbst
- Trauriges Selbst
- Wütendes Selbst
- Mitfühlendes Selbst

Auch die Interaktionen bzw. Interdependezen der verschiedenen emotionalen Selbstanteile lassen sich hier gut abbilden. Ziel ist, sich mit mehr Verständnis und Weisheit zu begegnen und sich so schließlich aus der Perspektive des Mitfühlenden Selbst heraus zu begleiteten.

Eine Möglichkeit, dies in eine direkte Übung (für sich und Ihre Patienten) zu bringen, ist im folgenden Kasten dargestellt.

Übung • Multiple Selbstanteile

Denken Sie zunächst an eine Situation, in der Sie in der letzten Zeit eine Meinungsverschiedenheit bzw. einen kleinen Streit hatten. Denken Sie einen kurzen Moment nach: Wer war an diesem Streit beteiligt? Worum ging es genau?

Versuchen Sie in der Folge nun die Situation aus Ihren verschiedenen Selbstanteilen heraus zu betrachten.

5.2.1 Die unterschiedlichen Selbstanteile entdecken

Ärgerliches Selbst

Wenden Sie sich zunächst Ihrem ärgerlichen Selbstanteil zu. Versuchen Sie sich in den Anteil zu versetzen, der ärgerlich über die Situation war.

- Welche Gedanken hat Ihr ärgerliches Selbst über den Streit? Was würde Ihr ärgerliches Selbst sagen?
- Welche Erinnerungen kommen Ihnen bei Ihrem ärgerlichen Selbst in den Kopf?
- Welche Körperempfindungen treten bei Ihrem ärgerlichen Selbst auf? Wo können Sie diesen Anteil spüren?

- Wenn Ihr ärgerliches Selbst frei entscheiden könnte, was würde es tun/tun wollen?
- Was bräuchte es, um Ihr ärgerliches Selbst zu befrieden?

Ängstliches Selbst

Wenden Sie sich als nächstes Ihrem ängstlichen Selbst zu. Versuchen Sie Sich nun in den Anteil zu versetzen, der sich in der Situation ängstlich gefühlt hat.

- Welche Gedanken hat Ihr ängstliches Selbst über den Streit? Was würde Ihr ängstliches Selbst sagen?
- Welche Erinnerungen kommen Ihnen bei Ihrem ängstlichen Selbst in den Kopf?
- Welche Körperempfindungen treten bei Ihrem ängstlichen Selbst auf? Wo können Sie diesen Anteil spüren?
- Wenn Ihr ängstliches Selbst frei entscheiden könnte, was würde es tun/tun wollen?
- Was bräuchte es, um Ihr ängstliches Selbst zu befrieden?

Trauriges Selbst

Wenden Sie sich als nächstes Ihrem traurigen Selbst zu. Versuchen Sie Sich nun in den Anteil zu versetzen, der sich in der Situation traurig gefühlt hat.

- Welche Gedanken hat Ihr trauriges Selbst über den Streit? Was würde Ihr trauriges Selbst sagen?
- Welche Erinnerungen kommen Ihnen bei Ihrem traurigen Selbst in den Kopf?
- Welche Körperempfindungen treten bei Ihrem traurigen Selbst auf? Wo können Sie diesen Anteil spüren?
- Wenn Ihr trauriges Selbst frei entscheiden könnte, was würde es tun/tun wollen?
- Was bräuchte es, um Ihr trauriges Selbst zu befrieden?

(z. B. Kolts et al., 2018; Irons & Beaumont, 2017)

In einem nächsten Schritt lassen sich die drei Selbstanteile auf **AB 19** »Meine Selbstanteile« zusammenbringen

Häufig bemerken Patientinnen bei dieser Übung, dass ihnen der Zugang zu einer Emotion und einem damit verbundenen Selbstanteil leichter fällt als zu anderen. Dies ist eine wichtige Erkenntnis und kann Ansatzpunkte für das Einsetzen des mitfühlenden Selbst bieten. Ferner haben die drei Selbstanteile häufig sehr unterschiedliche Blickweisen auf die jeweilige Situation und stehen mitunter zueinander im Konflikt.

Wichtig • Weitere Selbstanteile

An dieser Stelle ist wichtig zu betonen, dass sich unser multiples Selbst nicht nur auf die oben genannten Anteile begrenzt. In der Arbeit mit Patientinnen können vielfältige andere Anteile eine wichtige Rolle einnehmen und die oberen ergänzen bzw. ersetzen (z. B. neidisches Selbst, schambesetztes Selbst).

5.2.2 Emotions about Emotions

Um ein noch tieferes Verständnis für das eigene innere Erleben und dessen Ambivalenzen und Schwierigkeiten zu bekommen, kann es helfen, die Interdependenzen der verschiedenen Selbstanteile genauer zu betrachten. Dabei können die folgenden Fragen helfen:

- Was denkt und fühlt das ärgerliche Selbst über das ängstliche Selbst?
- Was denkt und fühlt das ängstliche Selbst über das ärgerliche Selbst?
- Was denkt und fühlt das ärgerliche Selbst über das traurige Selbst?
- Was denkt und fühlt das traurige Selbst über das ärgerliche Selbst?
- Was denkt und fühlt das ängstliche Selbst über das traurige Selbst?
- Was denkt und fühlt das traurige Selbst über das ängstliche Selbst?

5

In der Compassion Focused Therapy wird hier auch von »emotions about emotions« gesprochen (Kolts et al., 2018).

5.2.3 Das Mitfühlende Selbst bei der Arbeit mit multiplen Selbstanteilen

Die Rolle des Mitfühlenden Selbst kann in der Arbeit mit den verschiedenen Selbstanteilen mit der des »Schiffskapitäns« verglichen werden (z. B. Kolts, 2011). Neben den drei sehr unterschiedlichen Passagieren (Ärgerliches, Ängstliches und Trauriges Selbst) verfügt nur das Mitfühlende Selbst über die Fähigkeiten einer weisen, gütigen und integrativen Führungsperson. Im nächsten Schritt ist daher die Aktivierung des Mitfühlenden Selbst und dessen Blick auf die Situation und die verschiedenen Selbstanteile wichtig.

Übung • Aktivierung des Mitfühlenden Selbst

Nehmen Sie sich einen Moment Zeit, Ihren Körper und Geist zu entschleunigen und um in Kontakt mit Ihrem Mitfühlenden Selbst zu kommen.

Vergegenwärtigen Sie Sich, warum Sie diese Übung machen möchten. Ihr Ziel ist, die schwierige Situation mit den Augen Ihres Mitfühlenden Selbst zu betrachten.

Begleiten Sie sich in dieser Übung mit einem freundlichen und gütigen Lächeln und einer sanften und warmherzigen Stimme.

- Welche Gedanken hat Ihr Mitfühlendes Selbst über den Streit? Was würde Ihr Mitfühlendes Selbst sagen?
- Welche Erinnerungen kommen Ihnen bei Ihrem Mitfühlenden Selbst in den Kopf?
- Welche Körperempfindungen treten bei Ihrem Mitfühlenden Selbst auf? Wo können Sie diesen Anteil spüren?
- Wenn Ihr mitfühlendes Selbst frei entscheiden könnte, was würde es tun/tun wollen?
- Was bräuchte es, um Ihr mitfühlendes Selbst zu befrieden?

In einem nächsten Schritt geht es nun darum, den verschiedenen Selbstanteilen mit Mitgefühl zu begegnen, um deren dysfunktionale und selbstkritischen Auswirkungen eindämmen zu können.

Mitgefühl für das Ärgerliche Selbst

Nehmen Sie sich einen Moment Zeit, Ihren Körper und Geist zu entschleunigen und um in Kontakt mit Ihrem mitfühlenden Selbst zu kommen.

Vergegenwärtigen Sie Sich, warum Sie diese Übung machen möchten. Ihr Ziel ist, Ihren ärgerlichen Selbstanteilen mit Mitgefühl zu begegnen.

Begleiten Sie sich in dieser Übung mit einem freundlichen und gütigen Lächeln und einer sanften und warmherzigen Stimme.

- Was möchte Ihr Mitfühlendes Selbst Ihrem Ärgerlichen Selbst sagen?
- Welche Teile der ärgerlichen Reaktion kann Ihr Mitfühlendes Selbst verstehen?
- Was würde ihr Mitfühlendes Selbst Ihrem Ärgerlichen Selbst raten?

Mitgefühl für das Ängstliche Selbst

Nehmen Sie sich einen Moment Zeit, Ihren Körper und Geist zu entschleunigen und um in Kontakt mit Ihrem mitfühlenden Selbst zu kommen.

Vergegenwärtigen Sie Sich, warum Sie diese Übung machen möchten. Ihr Ziel ist, Ihren ängstlichen Selbstanteilen mit Mitgefühl zu begegnen.

Begleiten Sie sich in dieser Übung mit einem freundlichen und gütigen Lächeln und einer sanften und warmherzigen Stimme.

- Was möchte Ihr Mitfühlendes Selbst Ihrem Ängstlichen Selbst sagen?
- Welche Teile der ängstlichen Reaktion kann Ihr mitfühlendes Selbst verstehen?
- Was würde Ihr Mitfühlendes Selbst Ihrem Ängstlichen Selbst raten?

Mitgefühl für das Traurige Selbst

Nehmen Sie sich einen Moment Zeit, Ihren Körper und Geist zu entschleunigen und um in Kontakt mit Ihrem Mitfühlenden Selbst zu kommen.

Vergegenwärtigen Sie Sich, warum Sie diese Übung machen möchten. Ihr Ziel ist, Ihren traurigen Selbstanteilen mit Mitgefühl zu begegnen.

Begleiten Sie sich in dieser Übung mit einem freundlichen und gütigen Lächeln und einer sanften und warmherzigen Stimme.

- Was möchte Ihr Mitfühlendes Selbst Ihrem Traurigen Selbst sagen?
- Welche Teile der traurigen Reaktion kann Ihr Mitfühlendes Selbst verstehen?
- Was würde Ihr Mitfühlendes Selbst Ihrem Traurigen Selbst raten?

Eine wichtige Erkenntnis in der Compassion Focused Therapy bezieht sich darauf, dass die verschiedenen Selbstanteile meist wichtige und legitime Motive haben, diese jedoch oft unflexibel und auf eine destruktive, hinderliche Art verfolgen. Wichtig ist, diesen Anteilen mit Validierung und Mitgefühl zu begegnen, um sie einerseits in ihrer dysfunktionalen Wirkung zu entmachten und konstruktive Motive noch zielgerichteter verfolgen zu können.

5.2.4 Stuhldialoge zur Visualisierung der Selbstanteile

Eine therapeutische Vertiefungsmöglichkeit von Themen wie Selbstkritik oder Arbeit mit verschiedenen Selbstanteilen bietet sich durch den Ansatz des Stuhldialogs oder Stuhlaufstellung. Diese Art von Intervention geht auf das Soziodrama (z. B. Moreno, 2014) oder Ansätze aus der Gestalttherapie zurück (Perls, 1969), wird jedoch auch in anderen, vor allem emotionsfokussierten Psychotherapie-Ansätzen wie der Emotionsfokussierten Psychotherapie nach Greenberg (Auzra et al., 2017) oder der Schematherapie (z. B. Jacob & Arntz, 2015) eingesetzt.

In der Compassion Focused Therapy werden Stuhldialoge stets mit dem Fokus darauf verwendet,

- das eigene innere Erleben besser verstehen und regulieren zu können,
- globale Reaktionsmuster des Bedrohungssystems besser differenzieren zu können und
- sich so letztlich mit mehr Verständnis und Mitgefühl begegnen zu können.

Dabei stellen die Möglichkeiten, physisch zwischen den verschiedenen Selbstanteilen/Stühlen zu wechseln und internale Dialoge zwischen den Selbstanteilen zu externalisieren, wichtige Prozessmerkmale dar. Aktuelle Forschungsarbeiten zu Stuhldialogen in der Compassion Focused Therapy zeigen, dass Patientinnen den Einsatz des Stuhldialogs zur Bearbeitung der verschiedenen Selbstanteile als hilfreich empfinden (Bell et al., 2020). Dabei scheint auch die Beteiligung von Körper, Gestik und Mimik im Sinne eines Embodiments (Bell et al., 2019) ein wichtiger unterstützender Faktor zu sein.

Es gibt verschiedene Methoden, in der Compassion Focused Therapy mit Stuhldialogen zu arbeiten:

- Arbeit mit zwei Stühlen zum Mitfühlenden Selbst
- Stuhldialog bzgl. Selbstkritik
- Arbeit mit verschiedenen Selbstanteilen

Arbeit mit zwei Stühlen zum Mitfühlenden Selbst

In der Arbeit mit zwei Stühlen wird typischerweise ein Stuhl für das Mitfühlende Selbst und ein weiterer für einen bedrohungsassoziierten Selbstanteil genutzt. Häufig wird mit einer relevanten Lebenssituation (ein Konflikt, eine emotional schwierige Situation) gearbeitet und die dort zentrale Emotion herausgesucht.

- Zur Bearbeitung der Situationen werden zwei zusätzliche Stühle in den Therapieraum gestellt, die sich gegenüberstehen.
- Auf einem Stuhl berichtet der Patient über die betreffende Situation aus der Rolle des z. B. ärgerlichen Selbst.
- Danach wechselt der Patient in den anderen Stuhl und aktiviert sein Mitfühlendes Selbst.
- Nun nimmt das Mitfühlende Selbst Kontakt auf mit dem anderen Stuhl und begegnet diesem gezielt mit Mitgefühl.
- Danach wechselt der Patient wieder auf den Stuhl des z. B. Ärgerlichen Selbst und reagiert auf das soeben dargebotene Mitgefühl.

- Nun begibt sich der Patient noch einmal zurück in den Mitgefühlsstuhl und reagiert auf etwaige Widerstände oder Blockaden des Ärgerlichen Selbst.
- Abschließend kehrt der Patient auf den Ausgangsstuhl (normaler Therapieplatz) zurück und reflektiert gemeinsam mit dem Therapeuten den Prozess.

Stuhldialog bzgl. Selbstkritik

Die Arbeit an Selbstkritik ist ein zentrales Thema der Compassion Focused Therapy. Stuhldialoge können hier eine vertiefte und erlebnisorientierte Methode darstellen. Ein wichtiger Unterschied zu anderen psychotherapeutischen Verfahren ist dabei, dass versucht wird, den selbstkritischen Anteilen ebenfalls mit Mitgefühl zu begegnen, diese zu integrieren und ihre Schutzmotivation ernst zu nehmen, statt sie möglichst »rauszuschmeißen«.

Eine Möglichkeit ist hier, mit insgesamt drei zusätzlichen Stühlen zu arbeiten.

- Als erstes wird eine kurz zurückliegende Episode von Selbstkritik ausgewählt.
- Zunächst werden zwei Stühle, einen für den inneren Kritiker sowie einen für den kritisierten Anteil, aufgestellt.
- Zunächst wechselt der Patient auf den Inneren-Kritiker-Stuhl und betrachtet die Situation und das eigene Selbst aus der selbstkritischen Perspektive. Was denkt der innere Kritiker über das Selbst? Was fühlt der innere Kritiker gegenüber dem Selbst? Was möchte der innere Kritiker tun?
- Der Patient wechselt nun auf den Stuhl des kritisierten Selbst. Fokus liegt nun darauf, welche Wirkung der innere Kritiker hat und wie sich dessen Gesagtes anfühlt.
- Ggf. können die beiden vorherigen Phasen noch einmal wiederholt werden.
- Im nächsten Schritt wird ein dritter Stuhl hinzugefügt, auf dem der Patient die Interaktion zwischen innerem Kritiker und kritisierten Selbst aus der Perspektive des Mitfühlenden Selbst betrachtet. Hierfür bedarf es zunächst eines bewussten Wechsels vom kritikfokussierten zum mitfühlenden Denken. Das Mitgefühl richtet sich zunächst vor allem an die kritisierten Selbstanteile, um diesen mit Fürsorge zu begegnen.
- In einem weiteren Schritt wird nun auch dem inneren Kritiker mit Mitgefühl begegnet und seine Sorgen und Schutzimpulse validiert.
- In der abschließenden Reflexion kann nun u.a. darauf Bezug genommen werden, welche Erkenntnisse und Veränderungsimpulse aus der Übung abgleitet werden können.

Wichtig • Kontraindikation von Stuhldialogen mit dem inneren Kritiker

Diese Übung sollte in dieser Form nicht angewendet werden, wenn die Stimme des Kritikers eng traumaassoziiert ist und eine Repräsentation von Täterstimmen bzw. -anteilen z. B. in Form von intrusivem Wiedererleben darstellt (Bell, 2022).

Arbeit mit verschiedenen Selbstanteilen

Die Arbeit mit verschiedenen Selbstanteilen (multiple selves) stellt eine Adaption der Übung (vorherige Übung zu verschiedenen Selbstanteilen) dar und orientiert sich eng an dieser. Die Nutzung von bis zu vier Stühlen und Aufstellung der verschiedenen Selbstanteile (häufig Ärgerliches, Ängstliches, Trauriges und Mitfühlendes Selbst) intensiviert die Übung, da sie noch stärker erlebnisorientiert und emotionsaktivierender ist. Der konkrete Ablauf ist identisch mit der vorherigen Übung.

Fazit: Stuhldialoge in der Compassion Focused Therapy

Insgesamt lassen sich die Stuhldialoge in der Compassion Focused Therapy durch Imaginationsübungen (z. B. Visualisierung des inneren Kritikers), Übungen zum Embodiment sowie Variation von Stimmfarbe, Lautstärke adaptieren und intensivieren. Die Arbeit mit Stuhldialogen kann in verschiedenen Phasen des Therapieverlaufs hilfreich sein. So können einzelne Mitgefühlprozesse, die Patientinnen schon recht gut gelingen, z. B. Mitgefühl für andere, in Stuhldialogen aufgezeigt und analysiert werden. Des Weiteren können Ambivalenzen, Vorbehalte und Blockaden früh mithilfe von Stuhldialogen thematisiert werden. Für manche Patientinnen kann der Einsatz der Stuhltechniken eine Alternative zu Imaginationsübungen sein und Übungen wie »Erinnerungen an Mitgefühl« oder »Mitfühlender Begleiter« können individuell passender durchgeführt werden (Bell, 2022).

5

Tipp • Integration verschiedener Übungen – Mitgefühlsbox

Eine Übung, die für einen Teil der Patientinnen hilfreich sein kann, ist das Anlegen einer »Mitgefühlsbox«. Dies kann analog zu einer Skills-Box im Rahmen der DBT-Therapie verstanden werden. Ziel ist es, an einem zentralen, möglichst leicht zugänglichen Ort eine Box mit gesammelten Strategien, Gegenständen bzw. Reizen anzulegen, die einen Zugriff auf das Mitgefühlssystem auch in herausfordernden Situationen vereinfachen kann. Die Inhalte und die kreative Gestaltung können hier extrem unterschiedlich und an den Geschmack der jeweiligen Patientin angepasst sein.

Möglich Inhalte könnten sein:

- Düfte, die mit Mitgefühl verbunden sind (z. B. Parfüm einer nahestehenden Person, Duftkerze mit Bratapfelgeruch)
- individuelle Gegenstände (z. B. Muschel, Handschmeichler, Glücksbringer ...)
- Zeichnung vom Mitfühlenden Begleiter
- etwas in der »mitfühlenden« Farbe
- Erinnerung an ein besonderes Lied (oder Lieblings-CD)
- Hausaufgaben aus der Therapie
- Fotos lieber Menschen
- Briefe, Notizen von mitfühlenden Menschen
- eigene mitfühlende Briefe

III Integration

6 Compassion Focused Therapy in der Gruppe

Viele Grundprinzipien der Compassion Focused Therapy wie der Einfluss von sozialen Bindungen und die Universalität von Leid bieten sich für den Austausch mit anderen Betroffenen an. Daher ist das Konzept der Gruppentherapie ein naheliegendes Setting für die Compassion Focused Therapy. Es gibt viele therapeutische Hinweise, dass Gruppentherapie grundsätzlich eine effektive Alternative zur Einzeltherapie sein kann. Besonders wichtig scheint dabei ein klares strukturiertes Vorgehen und ein effektives Management von Gruppendynamik und therapeutischer Beziehung der Gruppenmitglieder (z. B. Burlingame et al., 2011, 2016) zu sein. Neben dem Aspekt, inwiefern es eine therapeutische Leitung der Gruppe gibt oder die Gruppe als Selbsthilfegruppe ohne Leitung operiert, unterscheiden sich

- der Grad des manualisierten Vorgehens,
- die Größe der Gruppe,
- Anzahl der Sitzungen
- etc.

Bisheriger Einsatz von CFT-Elementen in der Gruppentherapie

Die bestehende Forschungsliteratur zu Gruppentherapie in der Compassion Focused Therapy ist ziemlich divers. Viele Gruppentherapieansätze fokussieren sich auf den Einsatz von Elementen des Compassionate Mind Traininings (Kap. 4, s.a. Griner et al., 2022). Frühe Gruppenangebote erfolgten u. a. zur Behandlung von Angststörungen, chronisch depressiven Beschwerden und Persönlichkeitsstörungen (u. a. Gilbert & Proctor, 2006, Lucre, 2022). In der Folge wurden jedoch auch Programme für die Therapie von psychotischen Beschwerden bzw. für Patientinnen mit Schizophrenie entwickelt. Brähler et al. (2013) betonten hier die Bedeutung des gemeinsamen Prozesses der Teilnehmer und deren Gruppenkohäsion und passte die Struktur und die Inhalte adaptiv an die Entwicklung der Gruppe an.

Weitere Programme existieren u. a. für Patientinnen

- mit Essstörungen,
- mit Traumafolgebeschwerden,
- in der Akut-Psychiatrie und
- für College Studenten (Griner et al., 2022).

Dabei variiert die Länge der Gruppe von wenigen Sitzungen (z. B. 4) bis hin zu 20 Sitzungen. Eine Vergleichbarkeit und grundlegende Aussage der Effektivität sind dementsprechend sehr schwierig.

Grundpfeiler von CFT in der Gruppe

Da sich die Compassion Focused Therapy explizit an Patienten richtet, die Schwierigkeiten mit entwertender Selbstkritik, Schamaffekten und interpersonellem Vertrauen in Beziehungen haben, ist es wichtig, folgende Grundpfeiler und -ideen in der Arbeit in Gruppen zu berücksichtigen:

- Patienten brauchen eine **sichere Basis** und **vertrauensvolle Gruppenatmosphäre**, um sich optimal auf die Inhalte der Therapiegruppe einlassen zu können. Hier sind die frühe Etablierung von klaren Rahmenbedingungen und Gruppenregeln enorm wichtig, um Verlässlichkeit und Transparenz zu schaffen. In der therapeutischen Praxis hat es sich bewährt, die Patienten zuvor im Einzelkontakt zu sehen und sie über den Ablauf der Gruppe, Inhalte und Anforderungen/Herausforderungen zu informieren.
- Der Faktor des **mitfühlenden Umgangs der Teilnehmerinnen untereinander** ist nicht hoch genug zu betonen. Eine wichtige Aufgabe der Gruppentherapeutin ist die Förderung von Perspektivenübernahme unter den Patientinnen und die gemeinsame Validierung von Leid und dessen Überführung in eine klare Veränderungsmotivation.
- Hierfür ist ein frühzeitiger **proaktiver Umgang mit Störungen, Konflikten und Blockaden** in der Gruppe notwendig. Hier ist der Therapeut als Modell für einen mutigen und aktiven Umgang mit Schwierigkeiten gefragt.
- Für die Durchführung dieser Gruppen empfiehlt es sich daher für die Therapeutin, **Erfahrung sowohl in den Grundlagen der Compassion Focused Therapy wie auch in der Gruppenpsychotherapie** mitzubringen. Die Anforderungen sind hier in der Regel, sowohl psychoedukative als auch gruppendynamische Prozesse koordinieren zu können.

Die Struktur, Setting, Gruppengröße variiert in den Studien bislang sehr. Bislang gibt es noch keine systematischen Daten aus der psychotherapeutischen Regelversorgung. Aus meiner eigenen psychotherapeutischen Erfahrung eignet sich ein Termin à 100 Minuten über einen Zeitraum von 10 bis 12 Wochen mit einer Teilnehmeranzahl von sechs bis zwölf Patientinnen und Patienten.

CFT-Gruppenprogramm: Inhalte

Ein aktuelles Programm, dass in Zusammenarbeit mit Paul Gilbert entwickelt wurde, stammt von Cattani et al. (2021) und umfasst insgesamt 12 Module:

Modul 1: Einführung, Mitgefühl & Tricky Brain. In diesem Modul wird eine Einführung in den Kurs inkl. der Rahmenbedingungen und Gruppenregeln vermittelt. Ferner wird die Definition von Mitgefühl mit den Teilnehmerinnen erarbeitet und zentrale Informationen aus den evolutionspsychologischen Grundlagen und dem Tricky-Brain-Paradigma besprochen.

Modul 2: Die 3 Affektregulationssysteme. Im zweiten Modul steht die Psychoedukation des 3-Kreise-Modells und dessen Anwendungsbezug für die jeweilige Teilnehmerin im Fokus. Auch wird die Psychoedukation durch erfahrungsbasierte Übungen ergänzt und das Zusammenspiel von Mitgefühl zu den Emotionsregulationssystemen erarbeitet.

Modul 3: Achtsamkeit. Das dritte Modul behandelt das Thema Achtsamkeit als Grundlage für die Arbeit an Mitgefühl. Hier wird u. a. auf den Unterschied von Achtsamkeit und der Ausbildung einer gezielten Intention von Mitgefühl eingegangen und durch achtsamkeitsbasierte Übungen der Zugang zu eigenen mentalen und emotionalen Prozessen geschult. Ebenso wird die Bedeutung von Stimmfarbe, Körperhaltung etc. auf das eigene emotionale Erleben thematisiert.

Modul 4: Sicherheit und Mitgefühl von anderen erhalten. Im vierten Modul steht u. a. die Erarbeitung einer eigenen inneren sicheren Basis im Fokus und wie diese die Grundlage für die Erprobung neuen Verhaltens bilden kann. Hierzu werden die Imaginationsübungen »Innerer sicherer Ort« und »Mitfühlender Begleiter« eingesetzt und die Bedeutsamkeit, auch von anderen Mitgefühl annehmen zu können, besprochen.

Modul 5: Mitfühlendes Selbst. In diesem Modul steht die Arbeit am mitfühlenden Selbst im Mittelpunkt. Hierbei soll die Fähigkeit, sich selbst aus der eigenen mitfühlenden Perspektive bzw. aus der mitfühlenden Version des eigenen Selbst heraus zu unterstützen, gefördert werden.

Modul 6: Verschiedene Selbstanteile. Die Patientinnen lernen, komplexe emotionale Situationen mit dem Konzept der verschiedenen Selbstanteile zu betrachten und so besser zu verstehen. So werden komplexe, simultan ablaufende emotionale Reaktionen u. a. auf die Anteile ärgerliches, ängstliches und trauriges Selbst heruntergebrochen und versucht diesen Anteilen aus dem Blickwinkel des mitfühlenden Selbst zu begegnen und zwischen den verschiedenen Anteilen zu vermitteln.

Modul 7: Selbstkritik. Im Modul Selbstkritik werden gemeinsam etwaige intra- und interpersonelle Funktionalitäten von Selbstkritik analysiert und besprochen. Dabei wird betont, dass Selbstkritik häufig mit einer Schutzfunktion und einem Impuls zur persönlichen Weiterentwicklung einhergeht und dass Selbstkritik nicht immer schwer maligne Auswirkungen haben muss. Jedoch geht entwertende Selbstkritik, die oft von intensiven Emotionen aus dem Bedrohungssystem begleitet wird, häufig mit Symptomen von Depressivität und Angst einher. Des Weiteren wird besprochen, dass hinter Selbstkritik häufig Ängste vor Zurückweisung oder Verletzung stehen. Ziel dieses Moduls ist, ein vertieftes Verständnis der eigenen Selbstkritik zu erlangen.

Modul 8: Scham und Schuld. Aufbauend auf den Erfahrungen der Patienten mit Scham werden die Unterschiede von Scham und Schuld herausgearbeitet. Dabei wird auch darauf eingegangen, dass Scham und Schuld meist mit unterschiedlichen Affektregulationssystemen assoziiert sind (Scham häufig mit dem Antriebssystem und Schuld häufig mit dem Fürsorge- und Bindungssystem).

Modul 9: Vertiefung von Mitgefühl. In Modul 9 soll durch den Einsatz von mitfühlenden Briefeschreiben (an sich selbst und andere) sowie dem bewussten Erleben von mitfühlendem Verhalten im Alltag und in der Therapiesituation und gemeinsamen Reflektieren darüber, Mitgefühl für sich selbst und andere noch weiter vertieft werden.

Modul 10: Mitfühlende Selbstsicherheit. In diesem Modul wird betont, dass Mitgefühl nicht primär heißt, sich anzupassen und unterzuordnen, sondern durchaus starkes Verhalten, leidenschaftlichen Einsatz für etwas und das bewusste Setzen von Grenzen bedeuten kann. Daher wird hier thematisiert, wie man sich mitfühlend in Konfliktsituationen verhalten kann und was es bedeutet, mitfühlende Selbstsicherheit zu praktizieren.

Modul 11: Vergeben. Mit zunehmender Kompetenz und elaboriertem Mitgefühl widmet sich Modul 11 dem Fokus, Mitgefühl für schwierige Menschen aufzubringen. Dabei wird daran gearbeitet, auch Menschen, mit denen wir Konflikte haben und die vielleicht unsere Werte und Ansichten nicht teilen, mit Empathie, Wohlwollen und Mitgefühl zu begegnen und wie es gelingen kann, Menschen, die uns in der Vergangenheit schlecht behandelt haben, zu vergeben.

Modul 12: Bahnung eines mitfühlenden Lebens. Im letzten Teil des Gruppenprogramms werden die verschiedenen Strategien der letzten Wochen rekapituliert und eine Idee für das eigene mitfühlende Leben in der Zukunft erarbeitet. Dabei werden begünstigende und hemmende Faktoren und Umstände besprochen und wie mit diesen umgegangen werden könnte. Die Teilnehmer reflektieren gemeinsam ihre Erfahrungen und enden mit mitfühlenden Wünschen füreinander.

Das Programm richtet sich primär an eine nicht-klinische Zielgruppe und wurde für die Arbeit in der Beratung für Studierende entwickelt. Jedoch lässt es sich durch seine manualisierte Beschaffenheit gut für andere Teilnehmerinnen adaptieren.

Wichtig

Grundsätzlich ist die transdiagnostische Orientierung der Compassion Focused Therapy eine große Chance für die Gruppentherapie, da Heterogenität in den Gruppen die Idee der Common Humanity aufgreift und eine Gelegenheit bietet, teilweise sehr unterschiedliche Menschen mit aber ähnlichen Prozessen von Scham, Selbstkritik und Schwierigkeiten sich und anderen, auf eine gütige und liebvolle Art zu unterstützen, zu begegnen.

7 Compassion Focused Therapy in der klinischen Anwendung: störungsspezifische Ansätze

Der Anwendungsbereich der Compassion Focused Therapy wird zunehmend breiter und so wird der Ansatz mittlerweile bei einer Vielzahl verschiedener Störungsbilder und klinischer Kontexte eingesetzt. Die entsprechenden Programme sind zum Teil sehr heterogen, weisen jedoch auch klar aufzeigbare Gemeinsamkeiten auf.

Ursprünglich erste Zielgruppen der Compassion Focused Therapy waren Patientinnen mit schwerwiegenden psychischen Schwierigkeiten, etwa mit wiederkehrenden, teils chronischen depressiven Beschwerden und interaktionellen Schwierigkeiten sowie Problemen in der Selbst- und Emotionsregulation. Ein Teil dieser »frühen« Patientinnen litten auch an Persönlichkeitsstörungen. Gemeinsam hatten alle massive Schwierigkeiten, sich selbst (und teils anderen) mit Güte, Wärme und Mitgefühl zu begegnen, vielmehr waren sie gefangen in Prozessen von Selbstkritik und Scham- sowie Schulderleben, was eine Veränderung ihrer Symptomatik deutlich erschwerte.

Wichtig • Wirksamkeit bei Depressionen

Es gibt mittlerweile klare Hinweise darauf, dass insbesondere Probleme, sich selbst mit Mitgefühl zu begegnen und Mitgefühl von anderen zu erhalten, eng mit depressiven Beschwerden zusammenhängen (Kirby et al., 2019). Eine Metaanalyse von MacBeth und Gumley (2012) zeigte ebenfalls hohe Zusammenhänge zwischen niedrigem Selbstmitgefühl und depressiven Beschwerden. Die Arbeit mit depressiven Patienten stimulierte bereits die Anfänge der Compassion Focused Therapy und Paul Gilberts Arbeit daran. Compassion Focused Therapy sowie Elemente daraus werden daher bereits in der Behandlung von depressiven Beschwerden eingesetzt. Dabei kommen auch viele Interventionen, die sich in anderen therapeutischen Ansätzen wie der Kognitiven Verhaltenstherapie bewährt haben, zum Einsatz. Jedoch bietet die Compassion Focused Therapy ein evolutionäres Rahmenmodell und eine Grundintention zur Förderung der verschiedenen Prozesse von Mitgefühl.

7.1 Compassion Focused Therapy bei Persönlichkeitsstörungen

Im gruppenbasierten Therapieansatz von Lucre (2022), der sich an Patientinnen mit Persönlichkeitsstörungen richtet, wird besonders berücksichtigt, dass die betroffenen Patientinnen häufig die Erfahrung von Brüchen in ihren Bindungserfahrungen sowie instabile, wenig unterstützende zwischenmenschliche Erfahrungen bereits im frühen Kindesalter machen mussten. Es ist hinreichend bekannt, dass ein solches Aufwachsen mit massiven Risiken und Schwierigkeiten wie übermäßiger Selbstkritik, unsicherer Identitätsausbildung und instabilen zwischenmenschlichen Beziehungen assoziiert ist. Das aktuelle Konzept von Lucre und Corton (2013) und seine Adaptationen, die Compassion Focused Group Therapy (CFGP), nutzen vor allem Ansätze aus der psychodynamischen Gruppentherapie und verbinden diese mit den Kernelemente der Compassion Focused Therapy. Das Programm gliedert sich dabei in fünf Phasen:

(1) Diagnostik und Fallkonzeption
(2) Freiwillige Unterstützungsgruppe
(3) Vorbereitungs- und Motivationsphase
(4) Compassion Focused Trauma Therapy
(5) Erhaltungsgruppe

Dabei wird u. a. auch mit bereits erfolgreich behandelten früheren Patientinnen als therapeutische Unterstützung gearbeitet.

7.2 Compassion Focused Therapy in der Traumabehandlung

Spezifische Behandlungsansätze gibt es auch für Patientinnen mit Traumafolgestörungen. So entwickelten Lee und James (2013) u. a. ein Programm für Betroffene von Komplexen Posttraumatischen Belastungsstörungen. Dieses Programm stellt eine Kombination aus einer vorgeschalteten gruppentherapeutischen Behandlung (der Compassion Resilience Group) und anschließender individueller traumatherapeutischer Behandlung dar. Im gruppentherapeutischen Teil werden neben Psychoedukation zu Mitgefühl auch konkrete Übungen aus dem Compassionate Mind Training (u. a. der Soothing Rhythm Breathing, Innerer sicherer Ort, Mitfühlender Begleiter) angewendet und um Austausch und Diskussion ergänzt. Neben der Einordnung des Erlebten und der Erarbeitung von Strategien gegen Selbstkritik, Scham und Isolierung finden im Laufe der Therapie traumaspezifische Interventionen im Sinne von traumakonfrontativen Inhalten (u. a. durch Exposition, EMDR etc.) statt. Auch hier gliedert sich die Behandlung in fünf Phasen:

(1) Differenzierung
(2) Emotionsregulation / neue emotionale Erfahrungen
(3) Integration neuer Sichtweisen
(4) Integration fragmentierter Traumaerinnerungen
(5) Transformation

7.3 Compassion Focused Therapy bei Angststörungen

Des Weiteren gibt es Adaptionen für die Nutzung der Compassion Focused Therapy für die Behandlung von Angststörungen (Tirch, 2012). Neben der spezifischen Psychoedukation mit Fokus auf die evolutionäre Bedeutung von Angst, deren Nutzen und deren Einordnung in das 3-Kreise-Modell wird die Compassion Focused Therapy unter Berücksichtigung von Konzepten wie Achtsamkeit als Basis und »experiential avoidance« auch mit dem Ansatz der Expositionstherapie mit Reaktionsverhinderung kombiniert (sog. CF-ERP). Dabei sind u. a. folgende Schritte wichtig (nach Tirch, 2022):

- Aufbau von Angsthierarchien
- Herausarbeiten von Vermeidungs- und Sicherheitsverhalten
- Fokussierung auf die Motivation, warum Patienten diese Art von Therapie durchführen möchten
- Vorbereitung Imaginationen zu Mitgefühl und Expositionsrational/-vorgehen
- Durchführung der mitfühlenden Expositionsübungen
- Erarbeitung eines individuellen Trainingsplans und Ableitung weiterer Verhaltensexperimente
- fortschreitendes Monitoring des CF-ERP-Prozesses
- Arbeit an Stolpersteinen und Fallstricken
- Zurückführen auf die initialen Ziele für die Therapie

Während der Expositionsübungen wird der Fokus stark auf die angsterzeugenden Stimuli und korrespondierenden physiologischen und emotionalen Reaktionen gelegt. Die Spezifika der Compassion Focused Therapy sind vor allem in der Vorbereitung dieser Übungen zu verstehen. Zur Förderung der Bereitschaft, sich mit angstauslösenden Reizen und Situationen aktiv auseinanderzusetzen, sollen die Motive der Anerkennung von Leid und der Fokussierung auf die Strategien, die bestmöglich geeignet sind, um Leid zu reduzieren, aktiviert werden. Hierfür kann im Vorfeld der Übung Kontakt mit dem Mitfühlenden Selbst durch Soothing Rhythm Breathing und Imagination erfolgen, und das mitfühlende Selbst als positives Modell für Mut, Stärke und Commitment fungieren. Ebenso soll sich selbst nach erfolgter Expositionsübung mit Validierung und Mitgefühl begegnet werden, um so die weitere Übungspraxis zu bahnen und zu verstärken.

7.4 Compassion Focused Therapy bei Psychosen

Ein weiterer klinischer Anwendungsbereich ist die Arbeit mit Menschen mit psychotischen Symptomen wie chronisches Stimmenhören. Dabei liegt ein besonderer Schwerpunkt auf dem Aspekt des »Ent-Schämens« für psychotische Symptome, da diese häufig mit massiven Schamerfahrungen sowie Stigmatisierung verbunden sind (Yang et al., 2015; Link et al., 2004). Die »klassische« Psychoedukation der Compassion Focused Therapy wird hier angepasst an das Erkrankungsbild der psychotischen Störung und die Funktion, die bestimmte Kernsymptome für die Betroffenen in schwierigen Lebensphasen übernommen haben (vgl. Heriot-Maitland, 2018). Ein Schwerpunkt der therapeutischen Arbeit liegt in der Stärkung der Emotionsregulationsfähigkeiten und in der Erarbeitung eines hilfreichen Umgangs mit Gefühlen von Bedrohung und Stress. Typische Inhalte sind:

- Erarbeitung von Emotionsregulationsskills, um Gefühle von Sicherheit zu schaffen. Dies soll eine Bearbeitung des hyperreagiblen Bedrohungssystems und seinen Verhaltensweisen/-impulsen ermöglichen.
- Verbessertes Verständnis des eigenen komplexen emotionalen Erlebens und Erarbeitung von dessen Systematik.
- Einordnung des emotionalen Erlebens in seinen früheren, historischen Kontext und Entwicklung von Verständnis hierfür auf der Basis von Mitgefühl.
- Aufbau von Zuversicht, sich mithilfe von Mitgefühl den schwierigen, schmerzhaften Emotionen stellen zu können.

Das Programm von Heriot-Maitland (2018) arbeitet auch mit der Visualisierung der verschiedenen Selbstanteile im Sinne von Soziogrammen (s. Abb. 7.1).

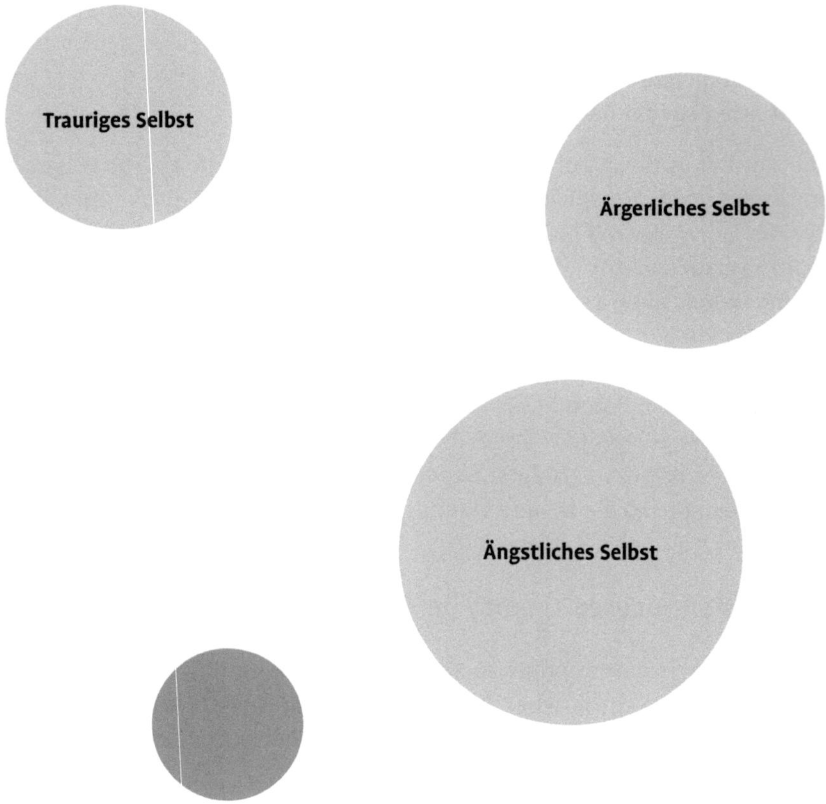

Abbildung 7.1 Visualisierung der Selbstanteile (angelehnt an Hariot-Maitland, 2022)

7.5 Compassion Focused Therapy bei Essstörungen

Auch für den Störungsbereich der Essstörungen sind spezifische Ansätze aus der Compassion Focused Therapy vorhanden. Essstörungen sind häufig schwierig zu behandeln und es gibt einen signifikanten Teil an Patientinnen, die nicht optimal von klassischen Verfahren wie der Kognitiven Verhaltenstherapie profitieren (z. B. Fairburn, 2009). Idee der Compassion Focused Therapy ist, dass die gezielte Thematisierung von Selbstkritik, Selbstabwertung und Problemen hinsichtlich eines gütigen, wohlwollenden Umgangs mit sich selbst einen zusätzlichen therapeutischen Nutzen für die Behandlung insbesondere für schwer Betroffene haben könnte. Es gibt hinreichend Evidenz dafür, dass Selbstkritik und Schamerleben häufige Probleme bei Essstörungen sind (z. B. Troop et al., 2008) und dies wiederum negativ mit Behandlungserfolgen assoziiert ist (z. B. Kelley et al., 2014). Ebenso scheinen viele Patientinnen mit Essstörungen soziale Beziehungen aus einer sogenannten »social mentality« (nach Paul Gilbert) zu gestalten. Dabei sind persönliche Überzeugungen, wie man von anderen wahrgenommen wird bzw. welche Stellung man in einer Gruppe hat, von enorm hoher Bedeutung. Häufig erleben sich Patientinnen dabei ständig in einem mentalen interpersonellen Wettbewerb zu anderen und in übermäßigen sozialen Vergleichsprozessen. Dies führt immer wieder zu hohem interpersonellem Stress und dem Ausbleiben von Verbundenheitserleben und empfundener sozialer Sicherheit.

Es gibt verschiedene Ansätze, wie die Compassion Focused Therapy bei Essstörungen genutzt werden kann (vgl. Goss & Kelley, 2022). Diese werden im Folgenden aufgeführt.

Compassion Focused Therapy als integrierte Therapie (vgl. Goss & Kelley, 2022)
Hier wird die Standard-Essstörungsbehandlung mit Essensplanung und Gewichtsmanagement um Elemente der Compassion Focused Therapy ergänzt. Dabei zeigen vor allem für Patientinnen mit Bulimia nervosa sehr gute Therapieerfolge, während dies für stärker restriktive Essstörungen wie die Anorexia nervosa weniger effektiv zu sein scheint. Für diese Gruppe wurde das Programm weiterentwickelt (CFT-E2) und intensiviert und die zentralen Essstörungsbehandlungselemente noch stärker in den Kontext der Compassion Focused Therapy eingebettet. Erste Ergebnisse deuten eine Überlegenheit zum ursprünglichen Programm an.

Compassion Focused Therapy als zusätzliche Therapie
Kelley et al. (2017) boten Patientinnen mit Essstörungen, die an einem ambulanten 12-wöchigen Gruppenprogramm teilnahmen, zusätzliche Module in Compassion Focused Therapy an und fanden im Vergleich zu einer Kontrollgruppe deutlichere Reduktionen der Essstörungssymptomatik und Erhöhung von Selbstmitgefühl.

Reine Compassion Focused Therapy (nach erfolgter Essstörungstherapie)
Eine weitere Variante, die sich an Personen mit leichter bis mittlerer Symptomatik wendet, ist die alleinige Durchführung von Inhalten der Compassion Focused Therapy, wie die allgemeine Arbeit an Selbstkritik, Scham und der Förderung von Mitgefühl. Dieses Gruppenangebot richtet sich an Patientinnen, die bereits eine essstörungsspezifische Behandlung erhalten haben und die körperlich stabil sind.

Compassion Focused Therapy als Selbsthilfe-Programm
Ferner bestehen erste Erfahrungen mit dreiwöchigen selbstgesteuerten Selbsthilfe-Programmen, die sich z. B. an Patientinnen richten, die bislang noch keine Psychotherapie gemacht haben bzw. aktuell nicht in Therapie oder in Wartezeit sind.

Für die Arbeit mit der Compassion Focused Therapy im Kontext von Essstörungen schlagen Goss und Kelley (2022) folgende sechs Phasen vor:
(1) Psychoedukation
(2) Fallkonzeption/Störungsmodell
(3) Arbeit an Fürsorge- und Beruhigungstechniken
(4) Förderung des Mitgefühls-Systems
(5) Erarbeitung alternativer Ziele für Leistung und Stolz
(6) Förderung von interpersoneller Verbundenheit und Veränderung der starken sozialen Vergleiche (usw.)

7.6 Weitere Adaptionen

Neben den oben erwähnten klinischen Anwendungsschwerpunkten gibt es in den letzten Jahren eine Vielzahl von Adaptationen und Pilotprojekten für verschiedene klinische Erkrankungsbilder wie Bipolare Störungen, soziale Angststörungen, dissoziales Verhalten, Schädel-Hirn-Verletzungen, Selbstwertstörungen oder auch verschiedene Zielgruppen wie z. B. jugendliche Straftäterinnen, körperlich schwererkrankte Patienten, ältere Menschen, geschiedene Frauen, Studierende usw.

Die Integration des Themas *Mitgefühl* findet sich u. a. auch im Bereich der Human Ressources, etwa im Bereich der *Mitfühlenden Führung* (z. B. West, 2022).

Auf zwei weitere Settings soll hier noch exemplarisch etwas näher eingegangen werden.

Forensisches Setting. Ein besonders schwieriges Anwendungsfeld, das jedoch intuitiv besonders vielversprechend und bedeutsam erscheint, ist die Compassion Focused Therapy in forensischen Settings (Ribeiro da Silva & Rijo, 2022). Bei forensischen Straftätern sind häufig psychopathische Charakterzüge bzw. Störungen des Sozialverhaltens aufzufinden. Im Rahmen der Compassion Focused Therapy würde man davon ausgehen, dass die Betroffenen

- ein hypersensitives, schnell aktivierbares Bedrohungssystem,
- ein Antriebssystem, das besonders auf kurzfristige Ziele und Bedürfnisse ausgerichtet ist, und
- ein unterentwickeltes Fürsorgesystem, mit Schwierigkeiten/Unfähigkeit, sich anderen für Fürsorge und Bindung zuzuwenden, entwickelt haben.

Des Weiteren kann davon ausgegangen werden, dass Betroffene Schwierigkeiten haben, unangenehme Emotionen zu regulieren und diese versuchen zu vermeiden, indem sie in potenziell gefährlichen Situationen manipulieren und Gewalt ausüben. In der Compassion Focused Therapy wird davon ausgegangen, dass alle Menschen Anlagen für eine »dunkle Seite« haben und wir auch die Tendenzen für aggressives, verletzendes Verhalten in uns tragen (vgl. Gilbert, 2018). Daher greift auch bei straffälligen Menschen das Prinzip der geteilten Menschlichkeit. Die portugiesische Arbeitsgruppe um Ribeiro da Silva (Ribeiro da Silva et al., 2020) entwickelte das Psychopathy.Comp-Programm, das sich an die obige Zielgruppe wendet. Dabei sind als explizite Ziele eine Reduktion von antisozialem Verhalten und psychopathischen Wesenszügen zu erreichen. Das Programm unterteilt sich in vier Module:

(1) Grundlagen unseres Geistes und seiner Funktionsweisen
Hier werden Grundlagen über menschliche Motivationen, Emotionen, Bedürfnisse und die universellen Tendenzen, auf Bedrohung und Gefahr zu reagieren, besprochen.

(2) Unser Geist im Sinne der Compassion Focused Therapy
In diesem Modul werden die klassischen Themen der Compassion Focused Therapy wie das 3-Kreise-Modell, das Tricky-Brain-Paradigma sowie das Thema Schamerleben und Copingansätze besprochen.

(3) Compassionate Mind Training
Inhalte dieses Teils sind das Training und die Kultivierung von Mitgefühl. Hierzu werden neben der bekannten Technik der verschiedenen Selbstanteile (Multiple Selves) Imaginationsübungen und das Schreiben mitfühlender Briefe geübt.

(4) Rückfallprophylaxe und Abschluss
Im Abschlussmodul wird erneut auf die Motivation für Veränderung fokussiert. Die Inhalte werden zusammengefasst und mögliche Rückfälle in altes Verhalten aus dem Blickwinkel der Compassion Focused Therapy betrachtet. Dabei wird die Verantwortung des Einzelnen und dessen Entscheidungsfreiheit für das weitere Leben betont.

Erziehungskontext. Zunehmend finden sich die Ideen der Compassion Focused Therapy auch in den Bereichen der subklinischen Zielgruppen und im Bereich der pädagogischen Prävention wieder.

Ein Einsatzbereich ist die Arbeit mit Eltern und wie diese und ihre Kinder von der Förderung und Kultivierung von Mitgefühl profitieren könnten.

Eltern weisen häufig ausgeprägte Selbstkritik auf und begegnen sich mit hohen Anforderungen und Perfektionismus. Häufig berichten sie von Schuldempfinden und Gefühlen von Insuffizienz auf ihre Elternrolle bezogen.

Selbstreflexion

Wenn Sie selbst Kinder haben: Überlegen Sie kurz, wie zufrieden Sie in Ihrem »Job« als Mutter oder Vater mit sich sind. Denken Sie zurück, ob es in der Erziehung Ihrer Kinder Situationen gibt oder gab, in denen Sie sich mit hoher Selbstkritik begegnet sind.

Welche Auswirkungen hatte dies auf Sie und die Beziehung zu Ihren Kindern?

Dabei ist der Prozess, sich bei Erziehungsschwierigkeiten Hilfe und Unterstützung zu holen, für viele mit massivem Schamerleben assoziiert. Hier wäre es besonders hilfreich, auf die Häufigkeit von familiären Schwierigkeiten hinzuweisen und Eltern einen möglichst schamfreien Zugang zu externer Hilfe zu ermöglichen.

Ein Programm, in dem aktuell bereits mit Methoden der Compassion Focused Therapy gearbeitet wird, ist das SafeCORE-Programm, das in Teilen Englands für Familien, in denen es bereits Probleme mit häuslicher Gewalt gegeben hat, eingesetzt wird (Heriot-Maitland et al., 2020). Dabei handelt es sich um ein dreiphasiges Programm:

- Phase 1: Sich engagieren und mit Mitgefühl verstehen
- Phase 2: Ziele erreichen mit Mitgefühl
- Phase 3: Nachhaltigkeit und Konsolidierung

Insgesamt dauert das Programm sechs Monate und wird vorwiegend von Sozialarbeiterinnen durchgeführt, die aufsuchende Familienarbeit machen, zuvor in Compassion Focused Therapy trainiert wurden und kontinuierlich Supervision erhalten.

Die Arbeitsgruppe um James Kirby erforschte in Australien in verschiedenen Studien bereits Ansätze der Compassion Focused Therapy mit Eltern (u. a. Kirby, 2022). In einer kürzlich erschienenen Studie wurde das bestehende und bewährte Erziehungsprogramm Triple-P um Elemente aus der Compassion Focused Therapy ergänzt und mit einer Gruppe vietnamesischer Eltern, die ihre Kinder gemeinsam mit den Großeltern großzogen, durchgeführt (Hoang et al., 2019). Resultate waren u. a. eine verbesserte Eltern-Großeltern-Beziehung sowie eine Erhöhung des prosozialen Verhaltens der Kinder.

8 Evidenzbasierung und Wirksamkeit

Die Fundierung der Compassion Focused Therapy auf klaren wissenschaftlichen Erkenntnissen ist von besonderer Bedeutung, da sie von unterschiedlichen Theorien und Schulen beeinflusst wurde und ein breites Anwendungsgebiet hat. In den letzten Jahren gab es eine Vielzahl unterschiedlicher empirischer Arbeiten zur Wirksamkeit der Compassion Focused Therapy. Diese mündeten in verschiedene Übersichtsarbeiten und Metaanalysen, u. a. von Beaumont und Hollins Martin (2015), Leaviss und Uttley (2015), Kirby (2017), Craig et al. (2020) und Thomason und Moghaddam (2020). Basran et al. (2022) geben hier einen guten Überblick. Wichtig zu betonen ist, dass die Therapiestudien der Compassion Focused Therapy von einer großen Heterogenität geprägt sind. Die größte Anzahl von kontrollierten Therapiestudien findet sich zu Depression, Angst und für gemischte Gruppen mit psychischen Erkrankungen. Dabei wurden Verbesserungen in unterschiedlichen Outcome-Parametern gefunden. Hierzu zählten u. a.

- Depressivität,
- Ängstlichkeit,
- Selbstkritik,
- Schamerleben,
- allgemeine psychopathologische Belastung und
- Angst vor Mitgefühl.

Zwangsstörungen. Gleichzeitig zeigten sich auch Steigerungen in Selbstmitgefühl sowie eine Steigerung der Herz-Raten-Variabilität. Petrocci et al. (2021) behandelten eine kleine Gruppe von Patienten (n = 8), die unter einer behandlungsresistenten Zwangsstörung litten, mit einem 8-Wochen-Programm mit je 120 Minuten Behandlung (CFT-OCD) pro Woche. Neben der Effektivität sollten ebenso die Toleranz und Akzeptanz des Behandlungsansatzes untersucht werden. Voraussetzung für eine Teilnahme war eine vorherige Kognitive Verhaltenstherapie von mindestens 6 Monaten inkl. Expositionstherapie mit Reaktionsverhinderung. In der CFT-OCD-Gruppe erhielten die Teilnehmer eine ausführliche Psychoedukation zu Mitgefühl und dessen Grundlagen adaptiert auf das Störungsbild der Zwangsstörung (z. B. 3-Kreise-Modell). Ferner wurden u. a. die verschiedenen Prozesse (flows) von Mitgefühl, Imaginationsübungen sowie gezielte Übungen zu Selbstkritik durchgeführt. Es zeigten sich hohe Effekte in der Reduktion von Zwangsstörungssymptomen gemessen mit der Y-BOCS sowie kleinere Effekte in der depressiven Symptomatik. Jedoch zeigten sich deutliche Reduktionen im Schulderleben und in Selbstkritik. Insgesamt wurde das Programm gut von den Teilnehmern akzeptiert.

Chronische Schmerzen. Weitere Studien finden sich z. B. zum Einsatz der Compassion Focused Therapy bei chronischen Schmerzen. Gooding et al. (2020) untersuchten mithilfe von Interviews eine kleine Gruppe von Patientinnen mit Schmerzstörungen und fanden nach einer Compassion Focused Therapy-Intervention von 12 Wochen (1 × 120 min/Woche) eine signifikante Reduktion von Isolation, eine verbesserte Selbstbekräftigung, neue Coping-Strategien und eine verbesserte Akzeptanz der Schmerzsymptomatik und der damit einhergehenden Einschränkungen.

Körperliche Erkrankungen. Interessante Ansätze finden sich auch in der Integration von Selbsthilfeanteilen auf Basis der Compassion Focused Therapy bei einer Reihe von körperlichen Erkrankungen. So boten Sherman et al. (2018) Patientinnen mit Brustkrebs eine webbasierte Intervention zur Bearbeitung von Körperakzeptanzproblemen (My Changed Body). Die Interventionsgruppe zeigte im Vergleich zur Kontrollgruppe weniger Körperbildprobleme und höheres Selbstmitgefühl nach nur einer einzigen Online-Selbsthilfesitzung.

Interessante erste Ergebnisse finden sich auch in den Studien von Hudson et al. (2019) und Krasuska et al. (2018), die den Einsatz von Selbsthilfe-Programmen für Patienten mit Hauterkrankungen untersuchten. So zeigten sich in der Studie von Hudson et al. positive Effekte in Hinblick auf psychologischen Stress bei der Interventionsgruppe, jedoch auch technische und operative Schwierigkeiten in der Darbietung des Online-Selbsthilfeprogramms. Die Ergebnisse der Studie von Krasuska et al. waren sehr gemischt mit sowohl Verbesserungen als auch Verschlechterungen in den Outcome-Variablen bei der Grundproblematik einer sehr kleinen Stichprobe von fünf Patienten. Diese Studien weisen zum einen auf das mögliche Potenzial solcher Untersuchungen hin, zeigen jedoch auch deutlich die methodischen und operativen Herausforderungen auf, sodass es hier noch deutlich größerer Studien bedarf, um klare Aussagen treffen zu können.

Trauma. Die Ergänzung von traumatherapeutischer Behandlung durch Elemente der Compassion Focused Therapy wurde in einer Reihe von Studien untersucht. Dabei variierte der Anteil von Sitzungen zu Mitgefühl stark und lag zwischen fünf und 18 Sitzungen. Es zeigten sich signifikante Verbesserungen in der PTBS-Symptomatik sowie u. a. im Schamerleben der Betroffenen. In einer qualitativen Untersuchung fanden Lawrence und Lee (2014) heraus, dass einige Patientinnen große Schwierigkeiten hatten, sich vom inneren Kritiker zu distanzieren und Mitgefühl sich zunächst fremd und ungewohnt anfühlte. Dies veränderte sich bei diesen Patientinnen jedoch langsam und graduell, sodass es letztlich doch gelang, eine positive Sicht auf das Leben zu entwickeln.

Psychosen. In der Forschung für Compassion Focused Therapy für Schizophrenie und psychotische Störungen wurden bislang fünf randomisiert kontrollierte Studien durchgeführt. Auch hier zeigt sich eine große Heterogenität in der Therapiedosis. Insgesamt finden sich hier positive Therapieeffekte auf u. a. Depressivität, Schamerleben, Selbstwert, allgemeine Psychopathologie und paranoides Denken.

Weitere Störungsbilder und Stichproben. Weitere Therapiestudien gibt es u. a. zu Störungsbildern wie Essstörungen, Substanzmissbrauch, Persönlichkeitsstörungen, Demenz und intellektuellen Beeinträchtigungen. Insgesamt zeigt sich in diesen Studien ein ähnliches Bild wie in bei den obigen Störungsbildern. Häufig finden sich erste vielversprechende Hinweise, jedoch sind manche Ergebnisse aufgrund von kleinen Stichprobengrößen noch unsystematisch.

Neben Therapiestudien mit klinischen Stichproben finden sich eine Vielzahl von Untersuchungen an nicht-klinischen oder subklinischen Stichproben wie Studierende, Lehrer, Psychotherapeutinnen, Menschen mit Gewichtsproblemen, Eltern usw. Auch in diesen Studien zeigen sich insgesamt Belege für die Wirksamkeit der Compassion Focused Therapy (Basran et al., 2022).

In den letzten Jahren gab es einen bedeutsamen Zuwachs an empirischen Arbeiten zur Wirksamkeit der Compassion Focused Therapy. Dies ist von enormer Wichtigkeit, um sinnvolle Anwendungsbereiche und Darbietungsformen passgenauer entwickeln zu können, um so Patienten effektiver und nachhaltiger unterstützen zu können.

Hinweis

Die Heterogenität der Interventionen, der Therapiedosis und Darbietungsform ist enorm groß und häufig sind Therapeutinnen und Forscher dieselben Personen, was für die Psychotherapieforschung nicht optimal ist.

8

Craig et al. (2020) kommen in ihrem Review über aktuelle Studien zur Compassion Focused Therapy zu folgenden Schlüssen:

- Compassion Focused Therapy hat positive Effekte für eine Reihe von psychischen Beschwerden und ist mit hoher Wahrscheinlichkeit effektiver als keine psychologische Behandlung und gleich oder besser als andere Interventionen.
- Compassion Focused Therapy erhöht Selbstmitgefühl und reduziert psychopathologische Belastung bei schwer zu behandelnden Störungsbildern wie Essstörungen, Persönlichkeitsstörungen und im forensischen Kontext.
- Gruppentherapie scheint Einzeltherapie und Selbsthilfeprogrammen überlegen zu sein.
- Interventionen sollten mindestens 12 Sitzungen lang sein.
- Bislang fehlen gute Studien zur Compassion Focused Therapy im Einzelsetting.
- Häufig fehlen in den Studien adäquate Kontrollgruppen, um klare Aussagen zur spezifischen Wirksamkeit der Compassion Focused Therapy machen zu können.

Die aktuellen Forschungsergebnisse geben klare Hinweise für den Nutzen der Compassion Focused Therapy. Spannende zukünftige Forschungsfragen könnten sich u. a. um Differentialindikation, Dosismenge und Darbietungsform drehen. Hierfür wären noch klarer standardisierte und manualisierte Therapieprogramme hilfreich.

9 Integration der Compassion Focused Therapy in die bestehende therapeutische Praxis

Die Compassion Focused Therapy hat Verknüpfungen zu mehreren therapeutischen Schulen. So ist sie eng verbunden mit der Kognitiven Verhaltenstherapie, hat aber auch durch die Theorien der Mentalisierung und der starken Orientierung an Bindungstheorien klare Bezüge zu psychodynamischen Therapien. Wie bereits deutlich wurde, gibt es Überschneidungen und Ergänzungen mit anderen Dritte-Welle-Verfahren, z. B. der Akzeptanz- und Commitmenttherapie (ACT), achtsamkeitsbasierten Verfahren und Emotionsfokussierter Psychotherapie.

Die Compassion Focused Therapy nimmt hier eine integrative Stelle ein, die versucht, vor dem Hintergrund evidenzbasierter Methoden einen klaren intentionalen therapeutischen Fokus zu setzen. Es steht die Förderung von Mitgefühl im Zentrum aller Interventionen, um damit einen gütigeren Umgang mit Selbstkritik, Schamerleben und Perfektionismus zu erlangen und so eigenes und fremdes Leid zu lindern.

Zum Kerngedanken der Compassion Focused Therapy gehört es, die Dinge zu tun, die klug sind und die Leid verringern oder verhindern können. Das bedeutet konkret, dass Interventionen immer ein Stück weit am aktuellen evidenzbasierten Goldstandard für ein bestimmtes Erkrankungsbild orientiert sein sollten. Diesem Gedanken folgend stehen teilweise also Tagesstrukturierung und Verhaltensaktivierung oder Expositionstherapie mit Reaktionsverhinderung im Vordergrund der Behandlung. Spezifisch für die Compassion Focused Therapy ist jedoch deren Einbettung in ein evolutionär geprägtes Störungsmodell und die frühzeitige Adressierung von Blockaden und Widerständen sowie hilfreiche Motive zu erarbeiten.

Optionen zur Einbettung in andere Ansätze

So bieten sich verschiedene Optionen, die Compassion Focused Therapy zu nutzen. Neben dem strukturellen Aufbau der Therapie nach den Kernelementen der Compassion Focused Therapy, nutzen Kolleginnen und Kollegen in der Praxis auch nur einzelne Elemente, um z. B. die verhaltenstherapeutische Arbeit zu modifizieren oder zu ergänzen. Birdsey (2020) beschreibt in einer Fallstudie zu einer Behandlung eines älteren depressiven Patienten, wie eine Integration von Kognitiver Verhaltenstherapie und Compassion Focused Therapy gelingen kann. Hier wird bereits auf der Ebene des Störungsmodells das klassische KVT-Modell um das 3-Kreise-Modell ergänzt und im weiteren Verlauf um Psychoedukation zu Selbstkritik und dem Einbau von Soothing Rhythm Breathing ergänzt.

Hilfreich kann nach Kolts (2017) ein Reflektieren der eigenen therapeutischen Rolle sein und gut zu überlegen, welche Funktion man als Therapeutin zu den verschiedenen Therapiezeitpunkten einnehmen kann. Vor dem Hintergrund, dass viele unserer Patientinnen defizitäre und instabile Bindungserfahrung machen mussten, erscheint die Rolle der Therapeutin als verlässliche Bindungskonstante, um auch im Rahmen der Therapie eine Safety Base für die Entwicklung und Erprobung neuer Verhaltensweisen zu ermöglichen, umso bedeutsamer. Jedoch lassen sich Elemente wie die mitfühlende Selbstperspektive auch gut für Interventionen wie Expositionstherapie verwenden. Diese Perspektive kann als Motivator und Berater genutzt werden, welches Verhalten nun wichtig und geeignet ist, eigenes Leid dauerhaft zu lindern und den Mut aufzubringen, sich einer schwierigen Situation zu stellen. Im Rahmen eigener Forschung (z. B. Fink-Lamotte et al., 2021) deutet sich an, dass die Aktivierung von Selbstmitgefühl z. B. für die Regulation von Ekel eine hilfreiche Strategie darstellen kann.

Aus eigener klinischer Erfahrung lässt sich sagen, dass viele Patientinnen offen für die Ideen der Compassion Focused Therapy und motiviert sind, insbesondere an (Selbst-)Mitgefühl zu arbeiten. Die Integration von Elementen wie dem 3-Kreise-Modell, Soothing Rhythm Breathing, Imaginationsübungen und Bearbeiten der inneren Selbstkritik in bestehende Psychotherapie (z. B. Verhaltenstherapie) gelingt gut.

Wichtig

Eine Einbettung in das Störungsmodell und ein psychoedukativer Hintergrund sind notwendig für die Interventionen der Compassion Focused Therapy. Komplett losgelöste, unvorbereitete Übungen entfalten meist nicht die optimale Wirkung oder »verpuffen« schnell.

Die gezielte Arbeit an einer Intention, sich und anderen mitfühlend und gütig begegnen zu wollen, ist elementar, um Blockaden und Schwierigkeiten zu meistern.

Im Rahmen einer stärkeren Prozessorientierung in der Psychotherapie (z. B. Hayes & Hofmann, 2018) werden sich zukünftig viele Ansätze für die Integration evidenzbasierter Elemente der Compassion Focused Therapy ergeben.

Tipp • Mitgefühl für alle

Neben der Integration der Compassion Focused Therapy in die eigene therapeutische Arbeit bietet auch die Unterstützung für sich selbst eine wichtige Perspektive. Als Psychotherapeuten sind wir in vieler Hinsicht mit belastenden, leidvollen Aspekten und häufig hohen Ansprüchen an uns selbst und unsere Arbeit, konfrontiert. Hier gilt es, auch für Therapeuten einen gütigen und mitfühlenden Umgang mit sich und der beruflichen Tätigkeit zu finden, um eigenes Leid zu reduzieren und dauerhaft hilfreich und unterstützend für unsere Patienten da sein zu können. In diesem Sinne sollte gelten: Mitgefühl ist für alle da.

Anhang

Hinweise zum Arbeitsmaterial

Arbeitsblätter

Literatur

Sachwortverzeichnis

Hinweise zum Arbeitsmaterial

Die Online-Materialien unterstützen Sie in der praktischen Arbeit. Sie stehen Ihnen auf psychotherapie.tools zur Verfügung. Den Freischalt-Code und eine Anleitung, wie Sie sich die Materialien herunterladen können, finden Sie ganz vorne im Buch. Im E-Book sind die Arbeitsblätter (im PDF-Format) bereits enthalten.

Die folgenden Materialien stellen die im Buch in Kästen abgedruckten Übungen in praktikabler und direkt in der Therapie einsetzbarer Arbeitsblattform dar. Zusätzlich werden zwei Arbeitsblätter zum inneren Kritiker sowie zu den Selbstanteilen zur Verfügung gestellt.

Nachfolgend finden Sie eine Übersicht über alle im Buch erwähnten Materialien.

Übersicht Arbeitsmaterial

AB 1 Eine andere Version meiner Selbst

Diese Übung lädt die Patientinnen und Patienten dazu ein, sich vorzustellen, wie sich ihr Leben unter anderen äußeren Umständen entwickelt hätte. Es soll klar werden, dass individuelle Erfahrungen des Umfelds einen massiven Einfluss auf den Lebensweg nehmen.

AB 2 Meine drei Kreise der letzten Woche

Auf diesem Arbeitsblatt bekommen Patientinnen und Patienten die Möglichkeit, ihr individuelles 3-Kreise-Modell zu zeichnen. In welcher Konstellation standen die drei Kreise des Bedrohungssystems, des Antriebs-Anreiz-Systems und des Fürsorge-Beruhigungs-Systems zueinander?

AB 3 Situationsanalyse zum Bedrohungssystem

Ein wichtiges Ziel der Fallkonzeption in der CFT ist es, typische bzw. systematische Reaktions- und Erlebensweisen zu erfassen, um z. B. automatisch aktiviertes Bedrohungserleben, oder übermäßig agierendes Antriebssystem proaktiv verändern zu können. Hier hilft vielen Patientinnen und Patienten das Anwenden einer vertrauten Arbeitsmethode in der Verhaltenstherapie: die Situationsanalyse, die hier in leicht adaptierter Form zum Ausfüllen angeboten wird.

AB 4 Erinnerung an eine Situation, in der ich glücklich war

Diese Vorstellungsübung wird vom Therapeuten bzw. der Therapeutin vorgelesen. Der Patient oder die Patientin soll eine für ihn/sie glückliche Situation imaginieren. Diese Übung eignet sich gut zum Einstieg in das Compassionate Mind Training.

AB 5 Erinnerung an eine Situation, in der ich wütend war

Diese Vorstellungsübung wird vom Therapeuten bzw. der Therapeutin vorgelesen. Der Patient oder die Patientin soll eine Situation imaginieren, in der er oder sie sich geärgert hat. Diese Übung eignet sich gut zum Einstieg in das Compassionate Mind Training. Die emotionalen Unterschiede zur Übung »Erinnerung an eine Situation, in der ich glücklich war« sollten im Anschluss diskutiert werden.

AB 6 Dem ungezähmten Geist begegnen
Unsere Gedanken neigen dazu, abzuschweifen und zu unterschiedlichen, oft alltäglichen Themen zu wechseln. Dies ist ein normaler Prozess, der nicht zu verhindern ist. Um diesen »ungezähmten Geist« zu explorieren, bietet sich diese Übung an.

AB 7 Achtsam hören
Neben dem Trainieren von achtsamer Wahrnehmung für die eigenen Gedanken und eigenes inneres Erleben ist ein weiterer wichtiger Aspekt das achtsame, bewertungsfreie Wahrnehmen der äußeren Umwelt. Mit dieser Übung, die von therapeutischer Seite vorgelesen wird, kann etwa das achtsame Hören effektiv trainiert werden.

AB 8 Achtsam atmen
Ein zentraler Fokus in vielen Achtsamkeitsansätzen ist die Atmung. Achtsames Atmen ist eine zentrale Technik und bereitet in der Compassion Focused Therapy auf die zentrale Übung des Soothing Rhythm Breathing vor.

AB 9 Body Scan
Der Body Scan (Stocker et al., 2015) ist eine klassische Achtsamkeitsübung, in der der gesamte Körper achtsam durchfahren wird. Die Aufmerksamkeit wandert von Körperteil zu Körperteil, jedes wird einzeln achtsam wahrgenommen. Der Therapeut oder die Therapeutin liest langsam und mit vielen Pausen vor.

AB 10 Körperhaltung
Unsere Körperhaltung hat einen wichtigen Einfluss auf unser Befinden. Für die Aktivierung des Fürsorgesystems kann eine hilfreiche Körperhaltung während den Übungen eine wichtige Hilfe sein. Mithilfe dieser Anleitung unterstützt der Therapeut oder die Therapeutin ihre Patientin bzw. ihrem Patienten dabei, eine angenehme Körperhaltung einzunehmen.

AB 11 Soothing Rhythm Breathing (Beruhigender Atemrhythmus)
Soothing Rhythm Breathing kann als Basisübung für die aufbauenden Übungen in der Compassion Focused Therapy genutzt werden. Das Ziel ist hier, in einen gleichmäßigen und ruhigen Atemrhythmus zu kommen, der individuell mit Gefühlen von Sicherheit und Souveränität verbunden ist. Dies bedeutet praktisch, langsamer und tiefer zu atmen als normal. Das Arbeitsblatt bietet eine Anleitung für den Therapeuten bzw. die Therapeutin.

AB 12 Imagination Drehung
Dieses Arbeitsblatt bietet eine Imaginationsübung, die aus dem Zürcher Ressourcen Training (Krause & Storch, 2016) entlehnt ist. Diese eignet sich sehr gut, um die grundsätzlichen Möglichkeiten von Imagination zu verdeutlichen.

AB 13 Mitfühlende Farbe

Diese Instruktionen nach Paul Gilbert (2013) beinhalten die Vorstellung, dass Farbe z. B. durch die Brust in den Körper eindringen kann und so den gesamten Körper mit Wärme, Weisheit, Stärke und Güte durchfließen kann. Man kann diese Instruktionen abwandeln und individuell anpassen. Irons und Beaumont (2017) ergänzen dies um das Konzept, dass die mitfühlende Farbe eine eigene Intention hat, dem Patienten Unterstützung, Fürsorge und Beruhigung anzubieten.

AB 14 Innerer sicherer Ort

In dieser bekannten Imaginationsübung sollen sich Patientinnen und Patienten mit allen Sinnen einen persönliche, sicheren inneren Ort vorstellen, an den sie jederzeit zurückkehren können, um sich ein Gefühl der Sicherheit »abholen« zu können.

AB 15 Mitfühlender Begleiter

Sich einen Mitfühlenden Begleiter vorzustellen, ist eine zentrale Übung im Rahmen der Compassion Focused Therapy. Diese Person oder dieses Wesen soll Sicherheit und Bestätigung vermitteln. Diese Übung lässt sich variieren, so kann man z. B. den Mitfühlenden Begleiter gezielt am inneren sicheren Ort treffen. Hier kann man durchaus kreativ sein und die Übungen individuell anreichern und gestalten.

AB 16 Mitfühlendes Selbst

Ein Zugang zu Mitgefühl kann zunächst sein, sich Mitgefühl im Sinne einer Rolle zu erarbeiten, und »so zu tun als ob«. Dies nimmt viel Druck aus der Entwicklung des Mitfühlenden Selbst und ermöglicht wieder Bewegung nach einer größeren Blockade. Das Arbeitsblatt bietet eine Anleitung für den Therapeuten bzw. die Therapeutin, um gemeinsam mit dem Patienten bzw. der Patientin eine geeignete Version des Mitfühlenden Selbst zu finden.

AB 17 Mitgefühl für einen Fremden

Eine Übung, die zunächst etwas schwierig scheint, aber im Alltag sehr spannend ist, ist es, gezielt fremden Menschen mit Mitgefühl zu begegnen. Dies können Patientinnen und Patienten z. B. in der U-Bahn oder im Bus probieren. Eine Anleitung dafür finden sie auf diesem Arbeitsblatt.

AB 18 Mein innerer Kritiker

Auf diesem Arbeitsblatt können Patientinnen und Patienten die Eigenschaften ihres persönlichen inneren Kritikers notieren. Was teilt er ihnen mit? Was ist seine größte Angst? Welche Emotionen bringt er ihnen entgegen?

AB 19 Meine Selbstanteile

Auf diesem Arbeitsblatt können Patientinnen und Patienten zu einer bestimmten herausfordernden Situation notieren, wie ihre vier Selbstanteile (Ärgerliches Selbst, Ängstliches Selbst, Trauriges Selbst, Mitfühlendes Selbst) darauf reagieren.

AB 1 • P

Eine andere Version meiner Selbst

Stellen Sie sich für einen kurzen Moment vor, Sie wären nicht dort aufgewachsen, wo Sie aufgewachsen sind. Nehmen wir an, Sie hätten zwei Elternteile gehabt, die beide stark drogenabhängig gewesen wären oder die Ihnen nur unzureichend Zugang zu Bildung hätten vermitteln können.

Wie hätte sich Ihr Leben entwickelt?

....

....

....

....

....

....

....

....

....

....

AB 2 • P

Meine drei Kreise in der letzten Woche

Zeichnen Sie Ihr persönliches 3-Kreise-Modell für die letzte Woche. In welcher Konstellation standen Ihre drei Kreise die meiste Zeit zueinander?

AB 3 • P

Situationsanalyse zum Bedrohungssystem

Situation/Kontext, in dem ich mich in Gefahr / bedroht fühle	Bedrohungsassoziierte Gedanken, Bilder, Erinnerungen; Aufmerksamkeitsfokus	Bedrohungs-assoziierte Emotionen und Körperempfindungen	Bedrohungs-assoziiertes Verhalten und Impulse

Erinnerung an eine Situation, in der ich glücklich war

Anleitung durch den Therapeuten bzw. die Therapeutin
Suchen Sie sich zur Durchführung der Übung am besten einen ruhigen und sicheren Ort aus, an dem Sie ungestört sind.

Nehmen Sie zunächst eine bequeme und würdevolle Sitzposition ein. Rücken Sie z. B. an die Kante Ihres Stuhls und richten sich auf, sodass Sie ein Gefühl der Stärke und Souveränität haben. Wenn Sie mögen, schließen Sie Ihre Augen oder schauen Sie auf einen festen Punkt auf dem Boden oder an der Wand.

[Pause]

Nehmen Sie sich einen Moment Zeit, um in Ihrer Sitzposition anzukommen. Spüren Sie, wie beide Füße fest auf dem Boden stehen und Ihre Hände locker in Ihrem Schoß gefaltet sind oder auf Ihren Oberschenkeln oder Knien aufliegen.

[Pause]

Denken Sie nun an eine Situation, in der Sie sich glücklich gefühlt haben. Halten Sie diese Erinnerung für ca. 30 Sekunden fest.

[Pause]

Lenken Sie nun die Aufmerksamkeit auf Ihren Körper und Ihr inneres Erleben. Was nehmen Sie wahr? Was spüren Sie? In welchen Bereichen Ihres Körpers können Sie etwas spüren? Wie fühlt sich das an? Versuchen Sie, Ihr Erleben zu beschreiben.

Nachbereitung
Wie hat der Patient oder die Patientin auf diese Übung reagiert?

....

....

....

....

....

....

....

....

....

Erinnerung an eine Situation, in der ich wütend war

Anleitung durch den Therapeuten bzw. die Therapeutin
Suchen Sie sich zur Durchführung der Übung am besten einen ruhigen und sicheren Ort aus, an dem Sie ungestört sind.

Nehmen Sie zunächst eine bequeme und würdevolle Sitzposition ein. Rücken Sie z. B. an die Kante Ihres Stuhls und richten sich auf, sodass Sie ein Gefühl der Stärke und Souveränität haben. Wenn Sie mögen, schließen Sie Ihre Augen oder schauen Sie auf einen festen Punkt auf dem Boden oder an der Wand.

[Pause]

Nehmen Sie sich einen Moment Zeit, um in Ihrer Sitzposition anzukommen. Spüren Sie, wie beide Füße fest auf dem Boden stehen und Ihre Hände locker in Ihrem Schoß gefaltet sind oder auf Ihren Oberschenkeln oder Knien aufliegen.

[Pause]

Denken Sie nun an eine Situation, in der Sie sich wütend gefühlt oder geärgert haben. Halten Sie diese Erinnerung für ca. 30 Sekunden fest.

[Pause]

Lenken Sie nun die Aufmerksamkeit auf Ihren Körper und Ihr inneres Erleben. Was nehmen Sie wahr? Was spüren Sie? In welchen Bereichen Ihres Körpers können Sie etwas spüren? Wie fühlt sich das an? Versuchen Sie, Ihr Erleben zu beschreiben (nach Irons & Beaumont, 2017).

Nachbereitung
Wie hat der Patient oder die Patientin auf diese Übung reagiert?

....

....

....

....

....

....

....

....

AB 6 • T

Dem ungezähmten Geist begegnen

Anleitung durch den Therapeuten bzw. die Therapeutin

Suchen Sie sich zur Durchführung der Übung am besten einen ruhigen und sicheren Ort aus, an dem Sie ungestört sind.

Nehmen Sie zunächst eine bequeme und würdevolle Sitzposition ein. Rücken Sie z. B. an die Kante Ihres Stuhls und richten sich auf, sodass Sie ein Gefühl der Stärke und Souveränität haben. Wenn Sie mögen, schließen Sie Ihre Augen oder schauen Sie auf einen festen Punkt auf dem Boden oder an der Wand.

Beobachten Sie, was passiert, wenn Sie so sitzen und nichts weiter tun. Erlauben Sie sich, ganz präsent zu sein. Vielleicht bemerken Sie nach kurzer Zeit, wie Ihre Gedanken abschweifen, wie Sie etwas planen, sich an etwas erinnern oder auch, wie Sie müde werden oder Ihnen langweilig wird.

Sofern Sie dies bemerken, bringen Sie ihre Aufmerksamkeit einfach wieder auf das Sitzen im Hier und Jetzt zurück. Wiederholen Sie dies jedes Mal, wenn Sie ein Abdriften Ihres Geistes bemerken.

Nachbereitung

Wie hat der Patient oder die Patientin auf diese Übung reagiert?

....

....

....

....

....

....

....

....

....

....

....

....

....

Achtsam hören

Anleitung durch den Therapeuten bzw. die Therapeutin
Suchen Sie sich zur Durchführung der Übung am besten einen ruhigen und sicheren Ort aus, an dem Sie ungestört sind.

Nehmen Sie zunächst eine bequeme und würdevolle Sitzposition ein. Rücken Sie z. B. an die Kante Ihres Stuhls und richten sich auf, sodass Sie ein Gefühl der Stärke und Souveränität haben. Wenn Sie mögen, schließen Sie Ihre Augen oder schauen Sie auf einen festen Punkt auf dem Boden oder an der Wand.

Richten Sie Ihre Aufmerksamkeit nach außen. Werden Sie sich zunehmend der Geräusche um Sie herum bewusst. Versuchen Sie diese Geräusche nur wahrzunehmen. Lassen Sie die Geräusche zu Ihnen kommen und nehmen Sie diese in all ihren Facetten wahr (Tonhöhe, Frequenz, Lautstärke etc.).

Achten Sie darauf, ob Ihre Gedanken und Ihre Aufmerksamkeit abschweifen – und falls dem so ist, bringen Sie sie mit Güte zurück zu den Geräuschen um Sie herum.

Versuchen Sie nun als nächstes, Ihre Aufmerksamkeit gezielter einem spezifischen Geräusch um Sie herum zuzuwenden. Versuchen Sie dies für die nächsten 60 Sekunden zu fokussieren und nutzen Sie dies als Anker und Fixpunkt für Ihre Aufmerksamkeit.

Probieren Sie als nächstes noch einmal zu allen Geräuschen im Raum zurückzukommen und versuchen Sie nun Ihre Aufmerksamkeit auf alle Geräusche gleich zu verteilen.

Wiederholen Sie diese Wechsel – fokussieren Sie auf ein einzelnes Geräusch und kehren Sie wieder zu allen Geräuschen zurück (nach Irons & Beaumont, 2017).

Nachbereitung
Wie hat der Patient oder die Patientin auf diese Übung reagiert?

....

....

....

....

....

....

....

....

AB 8 • T

Achtsam atmen

Anleitung durch den Therapeuten bzw. die Therapeutin

Suchen Sie sich zur Durchführung der Übung am besten einen ruhigen und sicheren Ort aus, an dem Sie ungestört sind.

Nehmen Sie zunächst eine bequeme und würdevolle Sitzposition ein. Rücken Sie z. B. an die Kante Ihres Stuhls und richten sich auf, sodass Sie ein Gefühl der Stärke und Souveränität haben. Wenn Sie mögen, schließen Sie Ihre Augen oder schauen Sie auf einen festen Punkt auf dem Boden oder an der Wand.

Richten Sie Ihre Aufmerksamkeit nach innen und nehmen Sie wahr, was Sie in Ihrem Körper spüren können. Achten Sie z. B. darauf, wie Ihre Füße auf dem Boden aufstehen. Achten Sie auf die Position Ihrer Hände, wie sie z. B. im Schoß gefaltet sind oder locker auf Ihren Oberschenkeln oder Knien aufliegen.

Erlauben Sie Ihren Empfindungen, so zu sein, wie sie sind.

Richten Sie Ihre Aufmerksamkeit auf Ihre Atmung. Achten Sie darauf, was Sie bei Ihrer Atmung wahrnehmen können. Vielleicht spüren Sie, wie sich Ihr Bauch und Brustkorb beim Einatmen leicht heben und beim Ausatmen wieder senken. Vielleicht spüren Sie, wie die Luft kühl durch die Nase in den Körper einströmt und ihn leicht erwärmt wieder verlässt.

Kehren Sie mit Ihrer Aufmerksamkeit zu Ihrem Atem zurück, wenn Sie bemerken, dass Ihr Geist und Ihre Gedanken abschweifen.

Bleiben Sie für ein paar Minuten bei Ihrer Atmung, beenden Sie anschließend die Übung und bringen Sie Ihre Aufmerksamkeit wieder zurück in den Raum.

Nachbereitung

Wie hat der Patient oder die Patientin auf diese Übung reagiert?

....

....

....

....

....

....

....

Body Scan

(1) Ankommen im Moment

Finden Sie für die Übung einen ruhigen Platz, an dem Sie sich geborgen fühlen und wo Sie nicht gestört werden. Sie können sich auf den Rücken legen, auf eine Matte oder eine dicke Decke … vielleicht mit einem Kissen unter dem Kopf oder den Knien und so, dass der Körper warm bleibt. … Wenn Sie nicht gut auf dem Rücken liegen können, fühlen Sie sich frei, eine andere Lage zu wählen, die bequem für Sie ist. Die Beine sind ausgestreckt, wenn das angenehm ist, und die Füße dürfen nach außen sinken.

Die Arme liegen neben oder auf dem Körper … und wenn es stimmig für Sie ist, erlauben Sie den Augen, sich sanft zu schließen.

Sie können sich noch einmal bewusst machen, dass die Zeit für diese Übung eine Zeit ist, die Sie sich selbst schenken. Zeit, um Pause zu machen vom Beschäftigt-Sein, vom Tun … und um auf freundliche und interessierte Weise Kontakt mit sich selbst aufzunehmen … und Ihre körperliche Lebendigkeit zu spüren.

Es ist gut zu wissen, dass es bei dieser Übung nichts zu leisten oder zu erreichen gibt. Und es geht auch nicht darum, zu entspannen oder ruhig zu werden. Was wir üben ist, die Aufmerksamkeit bewusst zu lenken, um die Empfindungen in den verschiedenen Teilen des Körpers wahrzunehmen und anzunehmen, was gerade da ist – ganz egal, ob eine Erfahrung gerade angenehm oder weniger angenehm ist.

Während der Übung werden wahrscheinlich immer wieder Gedanken im Geist aufsteigen. Das ist ganz natürlich. … Wenn Sie merken, dass Sie denken, können Sie sich dafür entscheiden, die Gedanken jetzt nicht weiterzudenken.

Erlauben Sie den Gedanken, vorüberzuziehen wie Wolken am Himmel … und bringen Sie die Aufmerksamkeit dann sanft und doch klar zurück zum Körper … spüren Sie, wie Ihr Körper jetzt hier sitzt oder liegt.

Vielleicht möchten Sie auch noch etwas an Ihrer Haltung verändern, um es sich noch bequemer zu machen.

Gibt es irgendwo Spannung, die jetzt eigentlich nicht mehr nötig wäre, und die sich vielleicht lösen darf, wenn Sie sie bemerken? Sie dürfen sich tragen lassen von der Unterlage.

Wenden Sie sich selbst nun ganz bewusst zu und spüren Sie, wie Sie jetzt hier sitzen oder liegen. … Vielleicht fühlen Sie sich angespannt … oder ruhig und entspannt … vielleicht müde oder schläfrig … Was auch immer Sie spüren: Sie müssen nichts tun, nichts verändern. Alles darf genau so sein, wie es ist.

(2) Atem spüren

Und wenn Sie so weit sind: Fühlen Sie sanft, wie der Körper atmet. … Wo fühlen Sie den Atem am lebendigsten? … Vielleicht spüren Sie, wie sich der Bauch oder Brustkorb beim Einatmen weitet … und beim Ausatmen zurücksinkt … vielleicht spüren Sie die Berührung der Luft im Bereich der Nase … erlauben Sie dem Atem, auf seine eigene Weise ein- und auszufließen … sich atmen lassen … und spüren, wie es geschieht. Reiten Sie mit der Aufmerksamkeit auf den Wellen der Atmung, wie ein kleines Blatt, das auf der Oberfläche eines Sees schwimmt.

(3) Füße und Beine

Und wenn Sie bereit sind, lassen Sie die Aufmerksamkeit zu den Zehen des linken Fußes fließen … spüren Sie den großen Zeh … den kleinen Zeh und die Zehen dazwischen. Werden Sie sich bewusst, welche Körperempfindungen dort spürbar sind … ganz normale Körperempfindungen. Vielleicht ist da ein Prickeln, ein Jucken, Wärme oder Kühle, ein Pochen … und wenn Sie nichts fühlen, dann ist das genauso in Ordnung. Dann können Sie sich einfach bewusst sein, wie sich dieses Nichts-Fühlen anfühlt.

Fließen Sie weiter mit der Aufmerksamkeit zur linken Fußsohle … mit ihren Wölbungen … ihren Rändern. Dann die Ferse … vielleicht die Stelle, wo sie die Unterlage berührt. Dann sanft durch den Fuß hindurchgleiten mit der Aufmerksamkeit und den Fußrücken spüren … sich bewusst werden, was Sie dort spüren … oder vielleicht auch nicht spüren …

Dann weiter zum linken Fußgelenk … mit dem Außenknöchel … dem Innenknöchel … und auch ins Gelenk hinein spüren … und dann den ganzen linken Fuß mit allen Empfindungen wahrnehmen … Und dann weiter hinaufgleiten zum linken Unterschenkel … Spüren Sie die Rundung der Wade … vielleicht Kontakt mit dem Boden … Dann durch den Unterschenkel hindurchgleiten und das Schienbein fühlen … und dann alle Empfindungen im linken Unterschenkel spüren.

Empfindungen an der Oberfläche und auch in der Tiefe.

Lassen Sie dann die Aufmerksamkeit weiter hinauf gleiten zum linken Knie … die Kniescheibe spüren … die Kniekehle … die Seiten des Knies… weiter zum linken Oberschenkel, mit seiner Rückseite … Vielleicht gibt es Kontakt mit der Unterlage … und dann hindurch fließen durch den linken Oberschenkel und auch die Vorderseite spüren, vom Fußgelenk bis rauf zur Hüfte … sich für die Empfindungen im ganzen linken Bein öffnen … ihre Lebendigkeit …

Lassen Sie die Aufmerksamkeit von der linken Hüfte hinüber zur rechten Hüfte gleiten … und das ganze rechte Bein hinunter, bis zu den Zehen des rechten Fußes. Sie können sich überraschen lassen, was hier spürbar ist … vielleicht die große Zehe … den kleinen Zeh … die Zehen dazwischen … Vielleicht spüren Sie auch die Zwischenräume zwischen den Zehen … Fließen Sie weiter zur rechten Fußsohle … mit ihren Wölbungen … Rändern … Dann weiter zur rechten Ferse … vielleicht gibt es Empfindungen von Kontakt zum Boden … und dann durch den Fuß hindurchfließen und den rechten Fußrücken spüren …

Wandern Sie weiter nach oben, zum rechten Fußgelenk … den Außenknöchel spüren … den Innenknöchel … und auch ins Gelenk hinein …

Dann den ganzen rechten Fuß spüren … von den Zehenspitzen bis rauf zum Fußgelenk … Erlauben Sie den Empfindungen so zu sein, wie sie sind … sie empfangen … registrieren … ohne sich dabei anzustrengen. …

Dann dem Fuß erlauben, mehr in den Hintergrund zu treten … und weiter wandern zum rechten Unterschenkel … die Rundung der Wade … … und hindurchgleiten und das rechte Schienbein spüren … … vielleicht ist da Trockenheit spürbar … Wärme oder Kühle …

Dann langsam weiter zum rechten Knie … mit seiner Kniescheibe … der weichen Haut in der Kniekehle … die Seiten des Knies …

Dann weiter fließen zum rechten Oberschenkel mit seiner Rückseite … vielleicht gibt es Kontakt mit der Unterlage … und hindurchfließen und die Empfindungen auf der Vorderseite des Oberschenkels empfangen … vom Knie bis hinauf zur Leiste.

(4) Rumpf

Spüren Sie den Bereich zwischen rechter und linker Hüfte … den Beckenbereich … die Vorderseite des Beckens … die Genitalien … und auch die Rückseite des Beckens, die Gesäßhälften … vielleicht den Kontakt mit der Unterlage … Empfindungen von Druck vielleicht … oder Schwere …

Fließen Sie weiter mit der Aufmerksamkeit zum unteren Rücken. Öffnen Sie sich behutsam für die Empfindungen hier. Was ist spürbar? Es ist gut möglich, dass Sie bei dieser Reise durch den Körper zu Bereichen mit intensiven Empfindungen kommen … und Sie sich dann – so, wie es möglich ist – sanft für die Empfindungen öffnen … ihnen für diesen Moment erlauben da zu sein … mit ihnen atmen … und bemerken, was im Licht dieser freundlichen, nicht-urteilenden Achtsamkeit geschieht.

Vielleicht bemerken Sie Gedanken oder vielleicht auch Impulse, sich zu bewegen. Und Sie können ihnen dann erlauben, vorüberzuziehen, und zurückkommen und den Körper spüren.

Bringen Sie die Aufmerksamkeit jetzt wieder in den unteren Rücken und öffnen Sie sich für das, was dort jetzt spürbar ist … Dann weiter hinauf und den oberen Rücken spüren … die Schulterblätter … den Raum zwischen den Schulterblättern … und dann den ganzen Rücken – vom Becken bis zu den Schultern wahrnehmen … die Empfindungen empfangen … Vielleicht spüren Sie die Bewegung des Brustkorbs durch den Atem … oder den Kontakt mit der Unterlage … wach … aufmerksam … und annehmend mit den Empfindungen sein.

Die Aufmerksamkeit dann langsam hinunter zum Unterbauch fließen lassen … und die Empfindungen empfangen … dann langsam weiter zum Oberbauch … und dann den ganzen Bauchraum. … Und Sie können dem Atem erlauben auf seine Weise zu kommen und zu gehen … nichts tun müssen … nichts verändern müssen … einfach da sein mit dem Atem, wie er fließen will …

Dann weiter hinauf und den Brustkorb spüren … … vielleicht Berührung der Kleidung … oder das Herz … die Atmung.

(5) Hände und Arme

Wenn Sie so weit sind, kommen Sie mit der Aufmerksamkeit langsam zu den Schultern … und dann beide Arme hinunterfließen bis zu den Fingerspitzen beider Hände … … und die Empfindungen in den Fingerspitzen fühlen … Vielleicht ist da ein Prickeln oder Wärme oder Kühle …

Und dann weiter hinauf und alle Ihre Finger fühlen … weiter zu den Handflächen … und auch dem kleinen Raum, der immer darunter ist … … dann hindurch fließen durch die Hände und die Handrücken spüren … vielleicht den Kontakt mit der Luft … der Decke …

Dann weiter nach oben wandern und die Handgelenke spüren. … Dann weiter … zu den Unterarmen, bis hinauf zu den Ellbogen … die knöcherne Rückseite beider Ellbogen fühlen … und auch die weiche Haut in den Ellenbogen … … Dann weiter und die Empfindungen in den Oberarmen fühlen … bis zu den Achselhöhlen.

(6) Schultern, Hals und Kopf

Fließen Sie mit der Aufmerksamkeit zu den Schultern und nehmen Sie die Empfindungen im Schulter-Nacken-Bereich wahr … ein Bereich, wo sich oft Spannung sammelt … Und wie ist es jetzt dort? … Was ist spürbar? … Die Empfindungen wahrnehmen und da sein lassen …

Dann mit der Aufmerksamkeit zur Vorderseite des Halses gleiten, und die Kehle spüren … vielleicht spüren Sie auch die Luft, die ein bisschen kühler kommt, als sie geht.

nach Stocker et al., 2015

AB 10 • T

Körperhaltung

Anleitung durch den Therapeuten bzw. die Therapeutin
Nehmen Sie sich einen Moment Zeit und suchen Sie sich einen angenehmen Platz zum Sitzen. Wenn Sie mögen, können Sie die Augen schließen. Überlegen Sie, wie Sie Ihren Körper halten würden, wenn Sie sich zuversichtlich, geerdet und offen für kommende Erfahrungen fühlen würden. Achten Sie auf die Position Ihrer Füße. Probieren Sie, wie es sich anfühlt, wenn Sie Ihre Füße zusammen oder weiter auseinander stehen lassen. Probieren Sie, wann Sie sich am stärksten zuversichtlich und geerdet fühlen.

[Pause]

Wenden Sie sich nun Ihrem Rücken und Ihren Schultern zu. Versuchen Sie gerade und aufrecht zu sitzen, so als ob ein dünner Faden Sie an Ihrem Scheitel aufrichten und leicht nach oben ziehen würde. Wie fühlt es sich an, so zu sitzen?

[Pause]

Testen Sie, wie es sich anfühlt, wenn Sie Ihre Schultern weiter entspannen und sinken lassen und Ihren Brustkorb zunehmend öffnen.

[Pause]

Bringen Sie nun alles zusammen, die Position Ihrer Füße, sicher und geerdet auf dem Fußboden stehend, die aufrechte und offene Körperhaltung Ihres Oberkörpers und beobachten Sie, wie sich diese Körperposition anfühlt.

Nachbereitung
Wie hat der Patient oder die Patientin auf diese Übung reagiert?

....

....

....

....

....

....

....

....

....

Soothing Rhythm Breathing (Beruhigender Atemrhythmus)

Anleitung durch den Therapeuten bzw. die Therapeutin
Suchen Sie sich zur Durchführung der Übung am besten einen ruhigen und sicheren Ort aus, an dem Sie ungestört sind.

Nehmen Sie zunächst eine bequeme und würdevolle Sitzposition ein. Rücken Sie z. B. an die Kante Ihres Stuhls und richten sich auf, sodass Sie ein Gefühl der Stärke und Souveränität haben. Wenn Sie mögen, schließen Sie Ihre Augen oder schauen Sie auf einen festen Punkt auf dem Boden oder an der Wand.

[Pause]

Nehmen Sie sich einen Moment Zeit, um in Ihrer Sitzposition anzukommen. Spüren Sie, wie Ihre beiden Füße fest auf dem Boden stehen und Ihre Hände locker in Ihrem Schoß gefaltet sind oder auf Ihren Oberschenkeln oder Knien aufliegen.

[Pause]

Fokussieren Sie sich darauf, warum Sie diese Übung nun machen wollen. Was ist Ihre Intention? Wir wollen versuchen, unseren Körper und Geist zu entschleunigen, um in Kontakt mit unserem Mitgefühlsystem zu kommen, um in den nächsten Minuten einen gütigen und mitfühlenden Umgang mit uns zu pflegen.

[Pause]

Versuchen Sie sich während der Übung mit einer freundlichen und gütigen Haltung zu begleiten. Setzen Sie ab jetzt ein leichtes gütiges Lächeln auf.

Sie werden während der Übung vielleicht feststellen, dass Ihnen das Lächeln immer einmal wieder entwischt. Wunderbar, wenn Sie dies bemerken! Kehren Sie dann einfach immer wieder zu Ihrem gütigen Lächeln zurück.

Versuchen Sie sich während der Übung auch mit einer warmen und mitfühlenden Stimme anzusprechen. Vielleicht so, als ob Sie ein kleines Kind trösten wollen. Sprechen Sie etwas sanfter, langsamer und tiefer. Versuchen Sie auch hier immer wieder zu Ihrer mitfühlenden Stimme zurückzukehren.

[Pause]

Beginnen Sie nun mit Ihrem gütigen Lächeln und Ihrer mitfühlenden Stimme und achten Sie darauf, wie sich dies in Ihrem Körper anfühlt. Was verändert sich? Wo können Sie dies spüren?

[Pause]

Soothing Rhythm Breathing (Beruhigender Atemrhythmus)

Lenken Sie Ihren Fokus nun auf Ihre Atmung. Spüren Sie, wie sich Ihr Bauch und Brustkorb beim Einatmen leicht heben und beim Ausatmen wieder senken. Begleiten Sie diese Bewegung mit Ihrem freundlichen Lächeln.

Spüren Sie, wie die Luft zunächst leicht kühl durch die Nase einströmt und den Körper leicht angewärmt wieder verlässt.

[Pause]

Finden Sie nun langsam in einen Atemrhythmus, der für Sie gleichermaßen beruhigend, aber auch stärkend ist. Atmen Sie dazu etwas langsamer und tiefer.

Begleiten Sie auch diesen neuen Rhythmus mit Freundlichkeit und ihrem gütigen Lächeln.

Entschleunigen Sie den Körper und entschleunigen Sie den Geist.

[Pause]

Entschleunigen Sie den Körper und entschleunigen Sie den Geist.

[Pause]

Entschleunigen Sie den Körper und entschleunigen Sie den Geist.

[Pause]

Bereiten Sie sich nun langsam auf das Ende der Übung vor.

Atmen Sie einige Male tief ein und aus.

Ballen Sie Ihre Hände zu Fäusten, strecken Sie die Arme und räkeln Sie sich.

Öffnen Sie in Ihrem eigenen Tempo die Augen.

Die Übung ist beendet.

Nachbereitung
Wie hat der Patient oder die Patientin auf diese Übung reagiert?

....

....

....

....

AB 12 • **T** **P**

Imagination Drehung

Stellen Sie sich mit schulterbreiten Beinen stabil und gerade hin.

Heben Sie beide Arme im rechten Winkel zum Körper, sodass Sie eine Art »T« bilden.

Drehen Sie sich nun mit ausgestreckten Armen langsam und kontrolliert nach links. So weit, wie es für Sie noch angenehm ist.

Blicken Sie nun über Ihre linke Hand und merken Sie sich den Punkt an der Wand, im Raum, auf den Ihre Hand nun zeigt.

Drehen Sie sich anschließend wieder zurück in die Ausgangsposition und lassen Sie die Arme wieder locker sinken.

Führen Sie nun die Bewegung zweimal ausschließlich in Ihrer Vorstellung durch.

Schließen Sie dafür die Augen.

Heben Sie (nur in Ihrer Vorstellung) die Arme im rechten Winkel.

Drehen Sie sich nun mit ausgestreckten Armen langsam und kontrolliert nach links. Bemerken Sie, wie Ihnen die Bewegung ganz leichtfällt und sich angenehm anfühlt.

Drehen Sie sich anschließend wieder zurück in die Ausgangsposition und lassen Sie die Arme wieder locker sinken.

Wiederholen Sie die Bewegung nun noch einmal, rein in Ihrer Vorstellung.

Bemerken Sie wieder, wie leicht die Bewegung Ihnen fällt und wie Sie sich ohne Probleme noch ein kleines Stückchen weiterdrehen können.

Drehen Sie sich anschließend wieder zurück in die Ausgangsposition und lassen Sie die Arme wieder locker sinken.

Öffnen Sie nun die Augen.

Führen Sie die Bewegung nun ein letztes Mal tatsächlich aus.

Heben Sie beide Arme im rechten Winkel zum Körper, sodass Sie eine Art »T« bilden.

Drehen Sie sich nun mit ausgestreckten Armen langsam und kontrolliert nach links. So weit, wie es für Sie noch angenehm ist.

Blicken Sie nun über Ihre linke Hand und merken Sie sich den Punkt an der Wand, im Raum, auf den Ihre Hand nun zeigt.

Drehen Sie sich anschließend wieder zurück in die Ausgangsposition und lassen Sie die Arme wieder locker sinken.

Was haben Sie bemerkt?

Mitfühlende Farbe

Anleitung durch den Therapeuten bzw. die Therapeutin

Suchen Sie sich zur Durchführung der Übung am besten einen ruhigen und sicheren Ort aus, an dem Sie ungestört sind.

Nehmen Sie zunächst eine bequeme und würdevolle Sitzposition ein. Rücken Sie z. B. an die Kante Ihres Stuhls und richten sich auf, sodass Sie ein Gefühl der Stärke und Souveränität haben. Wenn Sie mögen, schließen Sie Ihre Augen oder schauen Sie auf einen festen Punkt auf dem Boden oder an der Wand.

[Pause]

Nehmen Sie sich einen Moment Zeit, um in Ihrer Sitzposition anzukommen. Spüren Sie, wie Ihre beiden Füße fest auf dem Boden stehen und Ihre Hände locker in Ihrem Schoß gefaltet sind oder auf Ihren Oberschenkeln oder Knien aufliegen.

[Pause]

Fokussieren Sie sich darauf, warum Sie diese Übung nun machen wollen. Was ist Ihre Intention?

Wir wollen versuchen, unseren Körper und Geist zu entschleunigen, um in Kontakt mit unserem Mitgefühlssystem zu kommen, so können wir in den nächsten Minuten einen gütigen und mitfühlenden Umgang mit uns pflegen.

Beginnen Sie zunächst mit Ihrem Soothing Rhythm Breathing.

[Pause]

Ihre Augen sind weiterhin geschlossen. Wenn Sie Körper und Geist entschleunigt haben, beginnen Sie mit der Imagination.

Versuchen Sie sich eine Farbe vor Ihr inneres Auge zu holen, die für Sie in besonderem Maße mit Mitgefühl verbunden ist.

[Pause]

Wie sieht diese Farbe genau aus?

[Pause]

Welche Wirkung hat diese Farbe auf Sie?

[Pause]

Wo können Sie diese Farbe im Körper fühlen?

[Pause]

Genießen Sie die Gegenwart Ihrer mitfühlenden Farbe. Seien Sie sich gewiss, dass Sie von nun an immer wieder zu dieser besonderen Farbe zurückkehren können.

[Pause]

Machen Sie sich nun langsam für das Ende der Übung bereit. Atmen Sie einige Male tief ein und aus. Ballen Sie Ihre Hände zu Fäusten und strecken und räkeln Sie sich. Öffnen Sie in Ihrem eigenen Tempo die Augen und beenden Sie die Übung.

Innerer sicherer Ort

Anleitung durch den Therapeuten bzw. die Therapeutin
Suchen Sie sich zur Durchführung der Übung am besten einen ruhigen und sicheren Ort aus, an dem Sie ungestört sind.

Nehmen Sie zunächst eine bequeme und würdevolle Sitzposition ein. Rücken Sie z. B. an die Kante Ihres Stuhls und richten sich auf, sodass Sie ein Gefühl der Stärke und Souveränität haben. Wenn Sie mögen, schließen Sie Ihre Augen oder schauen Sie auf einen festen Punkt auf dem Boden oder an der Wand.

[Pause]

Nehmen Sie sich einen Moment Zeit, um in Ihrer Sitzposition anzukommen. Spüren Sie, wie Ihre beiden Füße fest auf dem Boden stehen und Ihre Hände locker in Ihrem Schoß gefaltet sind oder auf Ihren Oberschenkeln oder Knien aufliegen.

[Pause]

Fokussieren Sie sich darauf, warum Sie diese Übung nun machen wollen. Was ist Ihre Intention?

Wir wollen versuchen, unseren Körper und Geist zu entschleunigen, um in Kontakt mit unserem Mitgefühlssystem zu kommen, um in den nächsten Minuten einen gütigen und mitfühlenden Umgang mit uns zu pflegen.

Beginnen Sie zunächst mit Ihrem Soothing Rhythm Breathing.

[Pause]

Ihre Augen sind weiterhin geschlossen. Wenn Sie Körper und Geist entschleunigt haben, beginnen Sie mit der Imagination.

Versuchen Sie sich nun einen Ort vor Ihr inneres Auge zu holen, der für Sie in besonderem Maße mit Sicherheit, Geborgenheit und Mitgefühl verbunden ist.

[Pause]

Stellen Sie sich diesen Ort mit allen Sinnen möglichst genau vor.

Wie sieht dieser Ort genau aus? Was können Sie sehen? Schauen Sie sich genau um.

[Pause]

Welche Geräusche gibt es an diesem Ort? Was können Sie hören? Hören Sie genau hin.

[Pause]

Innerer sicherer Ort

Wie fühlt es sich an, an diesem Ort zu sein? Was können Sie spüren? Vielleicht einen Windhauch auf der Haut, die Wärme der Sonne?

[Pause]

Welche Gerüche nehmen Sie an diesem Ort wahr? Was können Sie riechen? Riechen Sie genau hin.

[Pause]

Vielleicht haben Sie auch einen Geschmack im Mund, wie z. B. salzige Luft? Schmecken Sie genau hin.

[Pause]

Welche Wirkung hat dieser Ort auf Sie?

[Pause]

Was können Sie im Körper spüren?

[Pause]

Genießen Sie es noch ein wenig, an diesem für Sie so besonderen Ort zu verweilen. Sein Sie sich gewiss, dass Sie von nun an immer wieder zu diesem Ort zurückkehren können.

[Pause]

Machen Sie sich nun langsam für das Ende der Übung bereit. Atmen Sie einige Male tief ein und aus. Ballen Sie Ihre Hände zu Fäusten und strecken und räkeln Sie sich. Öffnen Sie in Ihrem eigenen Tempo die Augen und beenden Sie die Übung.

Nachbereitung
Wie hat der Patient oder die Patientin auf diese Übung reagiert?

....

....

....

....

....

....

Mitfühlender Begleiter

Anleitung durch den Therapeuten bzw. die Therapeutin
Suchen Sie sich zur Durchführung der Übung am besten einen ruhigen und sicheren Ort aus, an dem Sie ungestört sind.

Nehmen Sie zunächst eine bequeme und würdevolle Sitzposition ein. Rücken Sie z. B. an die Kante Ihres Stuhls und richten sich auf, sodass Sie ein Gefühl der Stärke und Souveränität haben. Wenn Sie mögen, schließen Sie Ihre Augen oder schauen Sie auf einen festen Punkt auf dem Boden oder an der Wand.

[Pause]

Nehmen Sie sich einen Moment Zeit, um in Ihrer Sitzposition anzukommen. Spüren Sie, wie Ihre beiden Füße fest auf dem Boden stehen und Ihre Hände locker in Ihrem Schoß gefaltet sind oder auf Ihren Oberschenkeln oder Knien aufliegen.

[Pause]

Fokussieren Sie sich darauf, warum Sie diese Übung nun machen wollen. Was ist Ihre Intention?

Wir wollen versuchen, unseren Körper und Geist zu entschleunigen, um in Kontakt mit unserem Mitgefühlsystem zu kommen, um in den nächsten Minuten einen gütigen und mitfühlenden Umgang mit uns zu pflegen.

Beginnen Sie zunächst mit Ihrem Soothing Rhythm Breathing.

[Pause]

Ihre Augen sind weiterhin geschlossen. Wenn Sie Körper und Geist entschleunigt haben, beginnen Sie mit der Imagination.

Versuchen Sie sich nun eine Person oder ein Wesen vorzustellen, das in einzigartiger Weise Mitgefühl für Sie empfindet. Jemand, der das Ziel verfolgt, dass Sie möglichst frei von Leid sind und dem Ihr Wohlergehen mehr als alles andere am Herzen liegt.

Jemand, der freundlich und gütig, mutig und stark … [hier die vorher erarbeiteten Attribute einsetzen] ist.

[Pause]

Wie sieht diese Person, dieses Wesen aus?

[Pause]

Mitfühlender Begleiter

Wie spricht diese Person, dieses Wesen mit Ihnen? Wie ist der Tonfall?

[Pause]

Welche Mimik, welchen Gesichtsausdruck zeigt diese Person, dieses Wesen?

[Pause]

Wie fühlt es sich für Sie an, in der Gegenwart dieser Person, dieses Wesens zu sein?

[Pause]

Was möchte Ihnen diese Person, dieses Wesen sagen oder mit auf den Weg geben?

[Pause]

Was möchten Sie Ihrem Mitfühlenden Begleiter noch sagen?

[Pause]

Genießen Sie die Gegenwart Ihres Mitfühlenden Begleiters.

[Pause]

Verabschieden Sie sich nun für den Moment von Ihrem Mitfühlenden Begleiter. Seien Sie sich gewiss, dass Sie von nun an zu jeder Zeit zu Ihrem Begleiter zurückkehren können.

[Pause]

Machen Sie sich nun langsam für das Ende der Übung bereit. Atmen Sie einige Male tief ein und aus. Ballen Sie Ihre Hände zu Fäusten und strecken und räkeln Sie sich. Öffnen Sie in Ihrem eigenen Tempo die Augen und beenden Sie die Übung.

Nachbereitung
Wie hat der Patient oder die Patientin auf diese Übung reagiert?

....

....

....

....

....

....

AB 16 • T

Mitfühlendes Selbst (Method Acting)

Anleitung durch den Therapeuten bzw. die Therapeutin
Suchen Sie sich zur Durchführung der Übung am besten einen ruhigen und sicheren Ort aus, an dem Sie ungestört sind.

Nehmen Sie zunächst eine bequeme und würdevolle Sitzposition ein. Rücken Sie z. B. an die Kante Ihres Stuhls und richten sich auf, sodass Sie ein Gefühl der Stärke und Souveränität haben. Wenn Sie mögen, schließen Sie Ihre Augen oder schauen Sie auf einen festen Punkt auf dem Boden oder an der Wand.

[Pause]

Nehmen Sie sich einen Moment Zeit, um in Ihrer Sitzposition anzukommen. Spüren Sie, wie Ihre beiden Füße fest auf dem Boden stehen und Ihre Hände locker in Ihrem Schoß gefaltet sind oder auf Ihren Oberschenkeln oder Knien aufliegen.

[Pause]

Fokussieren Sie sich darauf, warum Sie diese Übung nun machen wollen. Was ist Ihre Intention?

Wir wollen versuchen, unseren Körper und Geist zu entschleunigen, um in Kontakt mit unserem Mitgefühlssystem zu kommen und in den nächsten Minuten einen gütigen und mitfühlenden Umgang mit uns zu pflegen.

Beginnen Sie zunächst mit Ihrem Soothing Rhythm Breathing.

[Pause]

Konzentrieren Sie sich nun auf die folgenden Fragen:

Wenn ich die mitfühlendste Version meiner Selbst wäre …
- Welche Gedanken hätte ich?
- Worauf würde ich fokussieren?
- An was würde ich mich erinnern?
- Was würde ich mir vorstellen?
- Was würde mich motiveren?
- Wie würde ich mich in meinem Körper fühlen?
- Was würde ich mir gegenüber fühlen?
- Wie würde ich zu anderen stehen?
- Welche Qualitäten hätte ich?
- Welche Körperhaltung hätte ich?
- Wie würde ich mich bewegen?
- Welchen Gesichtsausdruck hätte ich?

Stehen Sie nun auf und bewegen Sie sich durch den Raum. Achten Sie dabei auf Ihre Körperhaltung, Gestik und Mimik, Ihre Gedanken und Gefühle und wie es sich körperlich anfühlt, in Ihr mitfühlendes Selbst zu schlüpfen.

Mitgefühl für einen Fremden

Sehen Sie sich in der U-Bahn oder im Bus um und wählen Sie eine Person, die Sie nicht kennen.

Nehmen Sie sich einen Moment Zeit, Ihren Körper und Geist zu entschleunigen und um in Kontakt mit Ihrem mitfühlenden Selbst zu kommen.

Vergegenwärtigen Sie sich, warum Sie diese Übung machen möchten. Ihr Ziel ist heute, anderen Menschen gezielt mit Mitgefühl zu begegnen.

Begleiten Sie sich in dieser Übung mit einem freundlichen und gütigen Lächeln und einer sanften und warmherzigen Stimme.

Wenden Sie sich nun in Gedanken der anderen Person zu.

Was mag diese Person heute beschäftigen? Was sind ihre Ziele und Wünsche? Welches Leid könnte diese Person mit sich tragen? Versuchen Sie, eine emotionale Verbindung mit der fremden Person aufzunehmen. Was haben Sie gemeinsam? Was ist Ihnen vielleicht beiden im Leben wichtig?

Sobald Sie das Gefühl haben, in Kontakt mit der anderen Person zu sein, können Sie die Affirmationen Ihrer Metta-Mediation nutzen:
- Möge es dir gut gehen.
- Mögest du glücklich sein.
- Mögest du zufrieden sein.
- Mögest du die Herausforderungen und Schwierigkeiten in deinem Leben meistern.

Beenden Sie die Übung und beobachten Sie, was sich bei Ihnen verändert hat.

AB 18 • P

Mein innerer Kritiker

Größte Angst:

Aussehen:

Sagt mir:

Bringt mir folgende Emotionen entgegen:

Was fühle ich mir jetzt gegenüber? Was denke ich über mich?

Meine Selbstanteile

<table>
<tr><td colspan="2">Herausfordernde Situation:</td></tr>
<tr><td>Ärgerliches Selbst
▶ Gedanken
▶ Erinnerungen
▶ Körpersymptome
▶ Verhaltensimpulse
▶ Konsequenzen (Was möchte der Anteil?)</td><td>Ängstliches Selbst
▶ Gedanken
▶ Erinnerungen
▶ Körpersymptome
▶ Verhaltensimpulse
▶ Konsequenzen (Was möchte der Anteil?)</td></tr>
<tr><td>Trauriges Selbst
▶ Gedanken
▶ Erinnerungen
▶ Körpersymptome
▶ Verhaltensimpulse
▶ Konsequenzen (Was möchte der Anteil?)</td><td>Mitfühlendes Selbst
▶ Gedanken
▶ Erinnerungen
▶ Körpersymptome
▶ Verhaltensimpulse
▶ Konsequenzen (Was möchte der Anteil?)</td></tr>
</table>

Literatur

Arntz, A. (2012). Imagery Rescripting as a Therapeutic Technique: Review of Clinical Trials, Basic Studies, and Research Agenda. Journal of Experimental Psychopathology, 3, 189–208.

Austin,J., Drossaert, C.H.C., Schroevers, M.J., Sanderman, R., Kirby, J.N. & Bohlmeijer, E.T. (2021). Compassion-based interventions for people with long-term physical conditions: A mixed methods systematic review. Psychology & Health, 36(1), 16–42.

Basran, J., Raven, J. & Plowright, P. (2022). Overview of outcome research on Compassion Focused Therapy: A scoping review. In P. Gilbert & G. Simos (Eds.), Compassion Focused Therapy: Clinical practice and applications (pp. 600–615). London: Routledge.

Beaumont, E. & Hollins Martin, C.J. (2015). A narrative review exploring the effectiveness of Compassion-Focused Therapy. Counselling Psychology Review, 30(1), 21–32.

Bell, T. (2022). Compassion Focused Therapy Chairwork. In P. Gilbert & G. Simos (Eds.), Compassion Focused Therapy: Clinical practice and applications (pp. 445–458). London: Routledge.

Bell, T., Montague, J., Elander, J. & Gilbert, P. (2019). ‚A definite feel-it moment': Embodiment, externalisation and emotion during chair-work in Compassion-focused therapy. Counselling & Psychotherapy Research, 20, 143–153.

Bell, T., Montague, J., Elander, J. & Gilbert, P. (2020). Suddenly you are King Solomon: Multiplicity, transformation and integration in Compassion-focused therapy chairwork. Journal of Psychotherapy Integration. Advanced online publication.

Birdsey, N. (2020). Integrating CBT and CFT within a case formulation approach to reduce depression and anxiety in an older adult with a complex mental and physical health history: A single case study. The Cognitive Behaviour Therapist, 13(41), 1–18.

BMBF (2021). https://www.gesundheitsforschung-bmbf.de/de/herz-kreislauf-erkrankungen-6297.php. Letzter Zugriff: 21.11.2021.

Braehler, C., Gumley, A., Harper, J., Wallace, S., Norrie, J. & Gilbert, P. (2013). Exploring change processes in Compassion focused therapy in psychosis: Results of a feasibility randomized controlled trial. British Journal of Clinical Psychology, 52(2), 199–214.

Burlingame, G.M., McClendon, D.T. & Alonso, J. (2011). Cohesion in group therapy. Psychotherapy, 48(1), 34.

Burlingame, G.M., Seebeck, J.D., Janis, R.A., Whitcomb, K.E., Barkowski, S., Rosendahl, J. & Strauss, B. (2016). Outcome differences between individual and group formats when identical and nonidentical treatments, clients, and doses are compared: A 25-year meta-analytic perspective. Psychotherapy, 53(4), 446.

Cattani, K., Grinder, D., Ereksib, D.M., Burlingame, G.M. & Beecher, M.E. (2021). Compassion Focused Group Therapy for University Counseling Centers: A Clinician's Guide. London: Taylor & Francis.

Craig, C., Hiskey, S. & Spector, A. (2020). Compassion Focused Therapy: A systematic review of its effectiveness and acceptability in clinical populations. Expert Review of Neurotherapeutics, 20(4), 385–400.

Depue, R.A. & Morrone-Strupinsky, J.Y. (2005). A neurobehavioral model of affiliative bonding. Behavioral and Cognitive Neuroscience Reviews, 3, 71–100.

Diedrich, A. (2016). Mitgefühlsfokussierte Interventionen in der Psychotherapie. Göttingen: Hogrefe.

Dunkley, D.M., Masheb, R.M. & Grilo, C.M. (2010). Childhood maltreatment, depressive symptoms, and body dissatisfaction in patients with binge eating disorder: The mediating role of self-criticism. International Journal of Eating Disorders, 43(3), 274–281.

Fairburn, C.G. (2008). Cognitive Behavior Therapy and Eating Disorders. New York City: Guilford Press.

Fink-Lamotte, J., Platter, P., Stierle, C. & Exner, C. (2021). Mechanisms and effectiveness of imagery strategies in reducing disgust in contamination-related Obsessive-Compulsive Disorder: Comparing Imagery Rescripting, Imagery Self-Compassion and Mood-Focused Imagery. Cognitive Therapy and Research. https://doi.org/10.1007/s10608-021-10275-9

Germer, C. (2013). Der achtsame Weg zur Selbstliebe. Wie man sich von destruktiven Gedanken und Gefühlen befreit (4. Aufl.). Arbor: Freiburg.

Gilbert, H. (2022). Therapeutic Relationship in Compassion Focused Therapy. In P. Gilbert & G. Simos (Eds.), Compassion Focused Therapy: Clinical practice and applications (pp. 385–400). London: Routledge.

Gilbert, P. (2013). Compassion Focused Therapy. Paderborn: Junfermann.

Gilbert, P. (2018). Living Like Crazy. York: Annwyn House.

Gilbert, P. & Choden (2013). Mindful Compassion. London: Constable Robinson.

Gilbert, P. & Procter, S. (2006). Compassionate mind training for people with high shame and self-criticism: Overview and pilot study of a group therapy approach. Clinical Psychology & Psychotherapy: An International Journal of Theory & Practice, 13(6), 353–379.

Gooding, H., Stedmon, J. & Crix, D. (2020). »All these things don't take the pain away but they do help you to accept it«: Making the case for Compassion-focused therapy in the management of persistent pain. British Journal of Pain, 14(1), 31–41.

Goss, K. & Kelley A. (2022). The Roles of Shame, Self-Criticism and Compassion Focused Therapy in eating disorders and disordered eating. In P. Gilbert & G. Simos (Eds.), Compassion Focused Therapy: Clinical practice and applications (pp. 519–533). London: Routledge.

Griner, D., Beecher, M.E., Burlingame, G.M., Erekson, D.M. & Cattani, K. (2022). Compassion focused therapy in Groups. In P. Gilbert & G. Simos (Eds.), Compassion Focused Therapy: Clinical practice and applications (pp. 413–426). London: Routledge.

Hayes, S. & Hofmann, S. (2018). Process-based CBT: The Science and Core Clinical Competencies of Cognitive Behavioral Therapy. Oakland: New Harbinger.

Heriot-Maitland, C. (2018). CFT for Psychosis. Manual. Retrieved from http://Compassionforvoices.com/CFTpManual/ (letzter Zugriff: 21.11.2021)

Heriot-Maitland, C., Agrawal, B., & Srivastava, A. (2020). SafeCORE: CFT applied to children and families Social Care. Presented at the Compassionate Mind Foundation Conference.

Hoang, N.-P., Haslam, D. & Sanders, M. (2019). Coparenting conflict and cooperation between parents and grandparents in Vietnamese families: The role of grandparent psychological control and parent–grandparent communication. Family Process, 59, 10.1111/famp.12496.

Holmes, E.A. & Mathews, A. (2010). Mental imagery in emotion and emotional disorders. Clinical Psychology Review, 30(3), 349–362.

Hudson, M.P., Thompson, A.R. & Emerson, L.M. (2019). Compassion-focused self-help for psychological distress associated with skin conditions: A randomized feasibility trial. Journal Psychology & Health, 35(9), 1095–1114.

Irons, C. & Beaumont, E. (2017). The Compassionate Mind Workbook. London: Robinson.

Jacob, G. & Arntz, A. (2015). Schematherapie in der Praxis (2. Aufl.). Weinheim: Beltz.

Jacobi, F., Höfler M., Strehle, J., Mack, S., Gerschler, Scholl, A., Busch, M.A., Maske, U. Hapke, W., Gaebel, W., Maier, W., Wagner, M. Zielasek, J. & Wittchen, H.-U. (2014). Psychische Störungen in der Allgemeinbevölkerung. Studie zur Gesundheit Erwachsener in Deutschland und ihr Zusatzmodul Psychische Gesundheit (DEGS1-MH). Der Nervenarzt, 85, 77–87.

Kabat-Zinn, J. (1990). Full catastrophe living: The program of the Stress Reduction Clinic at the University of Massachusetts Medical Center. New York City: Delta.

Kelly, A.C., Carter, J.C. & Borairi, S. (2014). Are improvements in shame and self-Compassion early in eating disorders treatment associated with better patient outcomes? International Journal of Eating Disorders, 47(1), 54–64.

Kelly, A. C., Wisniewski, L., Martin-Wagar, C., & Hoffman, E. (2017). Group-based compassion-focused therapy as an adjunct to outpatient treatment for eating disorders: A pilot randomized controlled trial. Clinical psychology & psychotherapy, 24(2), 475–487.

Kirby, J.N. (2017). Compassion interventions: The programmes, the evidence, and implications for research and practice. Psychology and Psychotherapy: Theory, Research and Practice, 90(3), 432–455.

Kirby, J.N. (2022). A Compassionate Focused Therapy Approach to Supporting Parents and Children. In P. Gilbert & G. Simos (Eds.), Compassion Focused Therapy: Clinical practice and applications (pp. 583–599). London: Routledge.

Kirby, J.N., Day, J. & Sagar, V. (2019). The »Flow« of Compassion: A meta-analysis of the fears of Compassion scales and psychological functioning. Clinical Psychology Review, 70, 26–39.

Kolts, R.L. (2011). The compassionate mind approach to managing your anger. London: Robinson.

Kolts, R.L. (2017). CFT leicht gemacht: Eine Einführung in die Praxis der Compassion Focused Therapy. Freiburg: Arbor.

Kolts, R.L., Bell, T., Bennett-Levy, J. & Irons, C. (2018). Experiencing Compassion-Focused Therapy from the Inside Out. A Self-Practice/Self-Reflection Workbook for Therapists. New York City: Guilford.

Krebsinformationsdienst (2021). https://www.krebsdaten.de/Krebs/DE/Content/Krebsarten/Krebs_gesamt/krebs_gesamt_node.html (letzter Zugriff: 1.12.2021)

Lambert, M.J. & Barley, D. E. (2001). Research summary on the therapeutic relationship and psychotherapy outcome. Psychotherapy: Theory, Research, Practice, Training, 38(4), 357.

Lawrence, V.A. & Lee, D. (2014). An exploration of people's experiences of Compassion-focused therapy for trauma, using interpretative phenomenological analysis. Clinical Psychology & Psychotherapy, 21(6), 495–507.

Leaviss, J. & Uttley, L. (2015). Psychotherapeutic benefits of Compassion-focused therapy: An early systematic review. Psychological Medicine, 45(5), 927–945.

Lee D.A. & James, S. (2013). The Compassionate-mind guide to recovering from trauma and PTSD: Using Compassion-Focused Therapy to overcome flashbacks, shame, guilt, and fear. New York City: New Harbinger.

Liebermann, M.D. (2013). Why our brains are wired to connect. New York City: Crown.

Link, B.G., Yang, L.H., Phelan, J.C. & Collins, P.Y. (2004). Measuring mental illness stigma. Schizophrenia Bulletin, 30(3), 511–541.

Lucre, K.M. & Corton, N. (2013). An exploration of group Compassion-focused therapy for personality disorder. Psychology and Psychotherapy: Theory, Research and Practice, 86(4), 387–400.

Lucre, K.M. (2022). Compassion Focused Group Psychotherapy for people who could attract a diagnosis of personality disorder. In P. Gilbert & G. Simos (Eds.), Compassion Focused Therapy: Clinical practice and applications (pp. 427–442). London: Routledge.

Löw, C.A., Schauenburg, H. & Dinger, U. (2020). Self-criticism and psychotherapy outcome: A systematic review and meta-analysis. Clinical Psychology Review, 75, 101808.

MacBeth, A. & Gumley, A. (2012). Exploring Compassion: A meta-analysis of the association between self-Compassion and psychopathology. Clinical Psychology Review, 32(6), 545–552.

Malzer-Gertz, M. Gloger, C., Martin, C. & Luger-Schreiner, H. (2020). Therapie-Tools Selbstmitgefühl. Weinheim: Beltz.

Matos, M., Steindl, S., Gilbert, P. & Pinto-Gouvia. J. (2020). Shame memories that shaped who we are. In J.N Kirby & P. Gilbert (Eds.), Making an impact on mental health the applications of psychological research (pp. 97-126). London: Routledge.

Moreno, J. (2014). Impromptu man: J.L Moreno and the origins of psychodrama, encounter culture, and the social network. New York City: Bellevue Literary.

Perls, F. (1969). Gestalt therapy verbatim. Moab, UT: Real People Press.

Petrocchi, N., Cosentino, T., Pellegrinim, V., Femia, G., D' Innocenzo, A. & Mancini, F. (2021). Compassion-focused group therapy for treatment-resistant OCD: Initial evaluation using a multiple baseline design. Frontiers in Psychology. doi: 10.3389/fpsyg.2020.594277.

Reddemann, L. (2016). Imagination als heilsame Kraft. Stuttgart: Klett-Cotta.

Ribeiro da Silva, D. & Rijo, D. (2022). Compassion Focused Therapy in Forensic Settings. In P. Gilbert & G. Simos (Eds.), Compassion Focused Therapy: Clinical practice and applications. London: Routledge.

Ribeiro da Silva, D., Rijo, D., Salekin, R., Paulo, M., Miguel, R. & Gilbert, P. (2020). Clinical change in psychopathic traits after the PSYCHOPATHY.COMP program: Preliminary findings of a controlled trial with male detained youth. Journal of Experimental Criminology, 17, 397–421.

Saxon, D., Firth, N. & Barkham, M. (2017). The Relationship between therapist effects and therapy delivery factors: Therapy modality, dosage, and non-completion. Administration and Policy in Mental Health. 44, 705–715.

Sherman, K.A., Przezdziecki, A., Alcorso, J., Kilby, C.J., Elder, E., Boyages, J., ... & Mackie, H. (2018). Reducing body image-related distress in women with breast cancer using a structured online writing exercise: Results from the My Changed Body randomized controlled trial. Journal of Clinical Oncology, 36(19), 1930–1940.

Statista (2021). https://de.statista.com/statistik/daten/studie/246048/umfrage/todesfaelle-aufgrund-von-herz-kreislauf-erkrankungen-in-deutschland/ (letzter Zugriff: 1.12.2021).

Stocker, C. Willms, J., Koster, F. & van den Brink, E. (2015). Mitgefühl üben – Das große Praxisbuch. Mindfulness-Based Compassionate Livinv (MBCL). Heidelberg: Springer.

Tanner, M. (2015). Compassion Focused Therapy – Mitgefühl im Fokus. München: Ernst Reinhardt.

Tirch, D. (2012). The Compassionate-mind guide to overcoming anxiety: Using Compassion-focused therapy to calm worry, panic, and fear. London: Constable and Robinson.

Tirch, D. (2022). Compassion Focused Therapy for The Treatment of Anxiety. In P. Gilbert & G. Simos (Eds.), Compassion Focused Therapy: Clinical practice and applications (pp. 479–493). London: Routledge.

Troop, N.A., Allan, S., Serpell, L. & Treasure, J.L. (2008). Shame in women with a history of eating disorders. European Eating Disorders Review, 16(6), 480–488.

Weinberg, M. K., Beeghly, M., Olson, K. L., & Tronick, E. (2008). A still-face paradigm for young children: 2½ year-olds' reactions to maternal unavailability during the still-face. The journal of developmental processes, 3(1), 4–22.

West, M.A. (2021). Compassionate Leadership. The Swirling Leaf Press.

Whelton, W.J. & Greenberg, L.S. (2005). Emotion in self-criticism. Personality and Individual Differences, 38, 1583–1595.

Wilson, A., Mackintosh, K., Power, K. & Chan, S. (2019). Effectiveness of Self-Compassion Related Therapies: A Systematic Review and Meta-analysis. Mindfulness, 10, 979–995.

Yang, L.H., Link, B.G., Ben-David, S., Gill, K.E., Girgis, R. R., Brucato, G., ... Corcoran, C. M. (2015). Stigma related to labels and symptoms in individuals at clinical high-risk for psychosis. Schizophrenia Research, 168(1–2), 9–15.

Zilcha-Mano, S. (2017). Is the alliance really therapeutic? Revisiting this question in light of recent methodological advances. American Psychologist, 72(4), 311–325.

Zessin, U., Dickhäuser, O. & Garbade, S. (2015) The relationship between self-Compassion and well-being: A meta-analysis. Applied Psychology: Health and Well Being, 7(3), 340–364.

Zuroff, D.C., Moskowitz, D.S. & Cote, S. (1999). Dependency, self-criticism, interpersonal behaviour and affect: Evolutionary perspectives. British Journal of Clinical Psychology, 38, 231–250.

Sachwortverzeichnis

Positive Gefühle stärken

»Sich selbst wie einem guten Freund begegnen und behandeln« – das beschreibt das Konzept des Selbstmitgefühls. Diese freundlich zugewandte Sichtweise auf die eigene Person kann helfen, z. B. dauerhaften Spannungszuständen, Ängsten und Depressionen langfristig entgegenzuwirken, und findet daher vor allem in der Psychotherapie verstärkt Anwendung.

Einstellungen wie Selbstfreundlichkeit, Achtsamkeit sich selbst und anderen gegenüber sowie eine »liebevolle Güte« dienen gleichzeitig als Grundlage und Orientierung – sowohl für Behandelnde als auch für Patientinnen und Patienten.

Das Konzept des Selbstmitgefühls kann schulen- und störungsübergreifend umgesetzt werden. Neben verhaltenstherapeutischen Verfahren und Übungen werden systemische, tiefenpsychologische und humanistische Herangehensweisen in die zahlreichen Übungen dieses Therapie-Tools-Bandes eingebunden. Achtsamkeit, Meditation und Imagination stellen dabei wesentliche Werkzeuge dar.

Mit zahlreichen Übungen als Audio-Dateien.

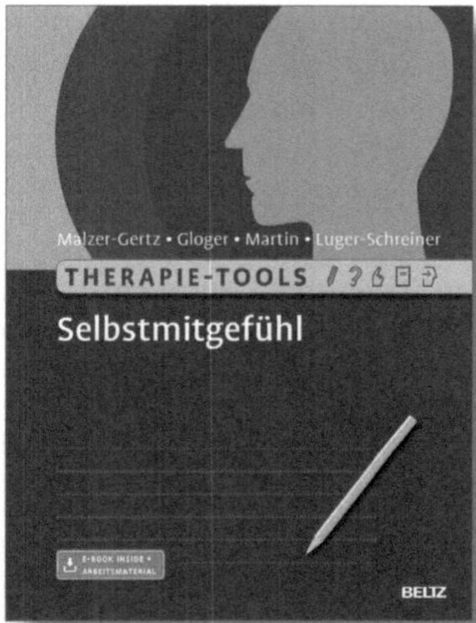

Margarete Malzer-Gertz • Cornelia Gloger • Claritta Martin • Helga Luger-Schreiner
Therapie-Tools Selbstmitgefühl
Mit E-Book inside und Arbeitsmaterial
2020. 261 Seiten. Broschiert.
€ 44,95 (D)
ISBN 978-3-621-28676-3
ISBN 978-3-621-28677-0 (PDF)

www.beltz.de **BELTZ**

Für sich sorgen heißt für den Patienten sorgen!

Ein Gefühl von Unlust und Ungeduld Patienten gegenüber zu haben, ist häufig Thema in Supervisionen – und kann Ausdruck einer Mitgefühlsmüdigkeit sein: Die eigenen Ressourcen sind erschöpft, Langeweile, der Blick auf die Uhr, wann die Sitzung endlich beendet werden darf, all dies prägt den Arbeitsalltag anstelle eines empathischen und geduldigen Umgangs mit den Patienten.

Übermüdet zu sein vom eigenen Beruf, von der Notwendigkeit zur ständigen Empathie mag ein Tabu sein, ist jedoch kein seltenes Phänomen: Häufig entwickelt sich die Mitgefühlsmüdigkeit oder Compassion fatigue lange unbemerkt im Laufe vieler Jahre psychotherapeutischer Arbeit, sie kann aber durchaus auch bereits kurz nach dem Berufseinstieg auftreten.

Angelika Rohwetter zeigt Wege aus dieser Mitgefühlsmüdigkeit auf. Eine Fülle an praktischen Vorschlägen und Übungen zeigt, was man im Rahmen guter Selbstfürsorge gegen das Phänomen tun kann und wo jeder einzelne bei sich ansetzen kann:

- Übungen zur Analyse der eigenen Situation Fragebogen zur Mitgefühlsmüdigkeit und zu (un-)erfüllten Berufswünschen
- Übungen zur Lösungsfindung
- Atem-, Körper- und Achtsamkeitsübungen

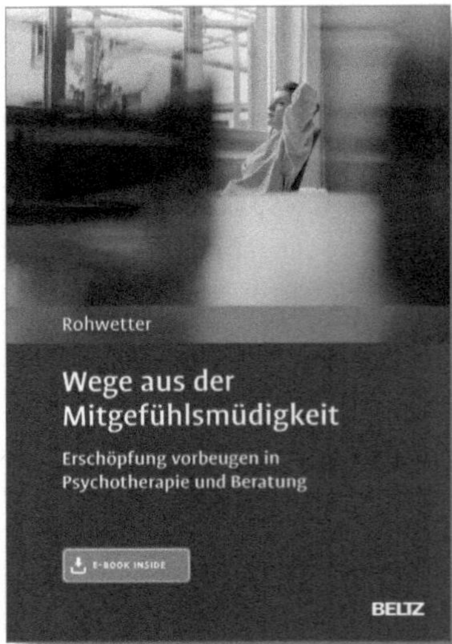

Angelika Rohwetter
Wege aus der Mitgefühlsmüdigkeit
Erschöpfung vorbeugen in Psychotherapie und Beratung.
Mit E-Book inside und Arbeitsmaterial
2019. 169 Seiten. Gebunden.
€ 37,95 (D)
ISBN 978-3-621-28688-6
ISBN 978-3-621-28690-9 (PDF)

www.beltz.de **BELTZ**

MBCT kennenlernen und anwenden

Menschen, die über lange Zeiträume oder immer wiederkehrend unter Depressionen und Ängsten leiden, kann MBCT (Mindfulness Based Cognitive Therapy) helfen, ihr Leiden zu lindern und Wege aus dem Grübeln und der Selbstabwertung zu finden. Die achtsamkeitsbasierte kognitive Therapie kombiniert dazu Elemente der Stressreduktion durch Achtsamkeit mit Interventionen der Kognitiven Verhaltenstherapie.

Ulrike Juchmann führt in die achtsamkeitsbasierten Konzepte ein und stellt die MBCT-Kursstruktur detailliert vor. Hilfreiche Impulse für die psychotherapeutische Tätigkeit gibt es durch

- viele praktische Beispiele,
- zahlreiche didaktische Abbildungen,
- begleitendes Arbeitsmaterial sowie
- Audiodateien mit Meditationen.

Das Buch möchte allen in Psychotherapie, MBSR, MBCT und Beratung tätigen Menschen Wege aufzeigen und sie dazu ermutigen, Achtsamkeit und Meditation aktiv in ihre therapeutische Arbeit mit einzubeziehen. Patientinnen und Patienten können während eines MBCT-Kurses besser therapeutisch unterstützt und begleitet werden.

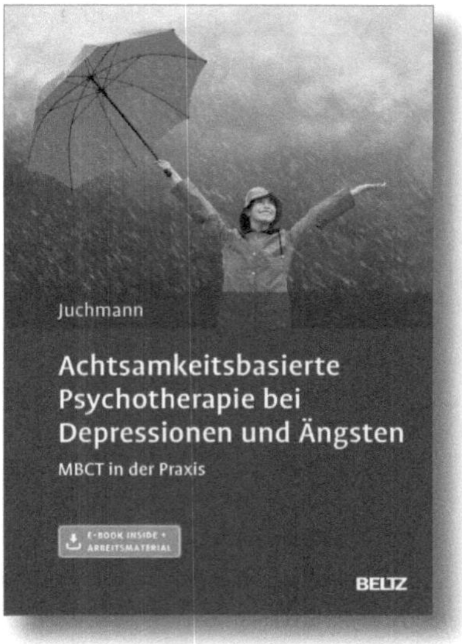

Ulrike Juchmann
Achtsamkeitsbasierte Psychotherapie bei Depressionen und Ängsten
MBCT in der Praxis.
Mit E-Book inside und Arbeitsmaterial
2020. 219 Seiten. Gebunden
ISBN 978-3-621-28735-7
ISBN 978-3-621-28736-4 (PDF)

www.beltz.de **BELTZ**